W. Kohlrausch · L. Schulz-Kohlrausch

Rheuma-Gymnastik

Rheuma-Gymnastik

Eine Anleitung auch für Ungeübte und Ältere

Von
Prof. Dr. Wolfgang Kohlrausch †
und
Luitgard Schulz-Kohlrausch

4. Auflage
163 Abbildungen

Gustav Fischer Verlag
Stuttgart · New York · 1987

Anschrift der Autorin:

Luitgard Schulz-Kohlrausch
Tripsenweg 10, 7290 Freudenstadt

CIP-Kurztitelaufnahme der Deutschen Bibliothek

Kohlrausch, Wolfgang:
Rheuma-Gymnastik : e. Anleitung auch für Ungeübte u. Ältere / von Wolfgang Kohlrausch u. Luitgard Schulz-Kohlrausch. – 4. Aufl. – Stuttgart ; New York : Fischer, 1987.
ISBN 3-437-00503-0

NE: Schulz-Kohlrausch, Luitgard:

Wollgrasweg 49, 7000 Stuttgart 70 (Hohenheim)

Satz: Schwarz Computersatz, Stuttgart
Druck: K. Grammlich, Pliezhausen
Einband: Großbuchbinderei Maier, Echterdingen
Printed in Germany

ISBN 3-437-00503-0

Vorwort zur 4. Auflage

In Zusammenarbeit mit Prof. Kohlrausch wurde die 2. Auflage im Übungsteil von mir erweitert und überarbeitet.

Nach seinem Tod erschien unverändert die 3. Auflage.

Nun liegt die 4. Auflage in noch einmal etwas erweiterter Form vor.

Da an verschiedene Altersgruppen gedacht werden muß, können Zahl und Dauer des Übens nur Erfahrungswerte sein – aber keine individuellen Verordnungen. Wer täglich übt, wird rasch Ausmaß und Rhythmus den persönlichen Bedürfnissen und Möglichkeiten anpassen. Das gilt in besonderem Maße für die Atemübungen.

Freudenstadt, im Juni 1987 L. Schulz-Kohlrausch

Vorwort zur 1. Auflage

Diese kleine Gymnastik für alle diejenigen, die sich «steif» fühlen, wurde als «Rheuma-Gymnastik» von der Firma Bayer, Leverkusen, an die Ärzte zur Erleichterung ihrer bewegungstherapeutischen Verordnungen versandt.

Nach Schluß dieser Aktion sind so viele Anfragen nach diesen Gymnastikserien an mich ergangen, daß ich mich entschloß, sie nun als Büchlein an die Patienten herausgehen zu lassen. Der Text wurde diesem Sinne entsprechend etwas geändert und erweitert.

Der Firma Bayer sei Dank gesagt für die großzügige Überlassung der Bildfilme und dem Gustav Fischer Verlag, mit dem mich eine freundschaftliche Arbeitsgemeinschaft seit 1925 verbindet, Dank für die verständnisvolle und gute Gestaltung der Schrift.

So hoffe ich, daß die Übungen vielen Menschen Nutzen bringen.

Freudenstadt, im Mai 1966

W. Kohlrausch

Inhalt

Rheuma-Gymnastik

Diese kleine Schrift wendet sich an alle diejenigen Menschen, die an Schmerzen und Steifigkeiten des Bewegungsapparates leiden, gleichgültig, ob es ein echter Rheumatismus ist, ob es sich um die Bildung von Arthrosen handelt oder um Elastizitätsverlust der Muskeln, wie er in einem gewissen Alter durch Bewegungsmangel sehr häufig ist.

Die Übungen wurden für die Rheumatiker erdacht und zusammengestellt. Mit solchen Übungen bekommt der Rheumatiker ein Mittel in die Hand, durch eigenes Üben die ärztliche Therapie zu unterstützen. Wohlgemerkt, diese Übungen genügen bei echtem Rheumatismus allein nicht. Sie können die vielschichtige Rheumatherapie durch Medikamente, durch physikalische Therapie, besonders durch die wichtige kunstgerechte Massage, nicht ersetzen, sie ergänzen sie aber wirkungsvoll. Auf ihre Wichtigkeit und Wirksamkeit ist in der Rheumaliteratur des In- und Auslandes gerade in letzter Zeit häufig hingewiesen.

Der echte Rheumatismus ist ein entzündlich-chronisches Leiden, das in Schüben verläuft. Jeder neue Schub setzt Abwehrreaktionen in Gang. Diese Abwehrreaktionen sollen kurz und gemeinverständlich beschrieben werden, soweit das zum Verständnis der Bewegungstherapie erforderlich erscheint.

Ein schmerzendes Gelenk zwingt über Reflexwege die beteiligten Muskeln zur Verspannung (Hypertonus), und das um jedes Gelenk befindliche Bindegewebsnetz (das periartikuläre Bindegewebe einschl. der Bänder und Kapseln) zur Schrumpfung (Kontraktur). Da die immer wieder notwendige Durchblutung der Muskeln an deren Bewegung gebunden ist, muß es bei Mangel an Bewegung auch zur geringeren Durchblutung der Muskeln kommen. Durchblutungssperren aber sind weitgehend für Schmerzzustände verantwortlich.

Es kommt noch etwas weiteres hinzu. Die verspannte Muskulatur und auch das über das Gelenk hinwegziehende periartikuläre schrumpfende Bindegewebe ziehen bzw. drücken die Gelenkenden gegeneinander. Wenn dieser Druck durch lange Zeit anhält, wehrt sich das Gelenk durch Formveränderung. Es entstehen die deformierenden Arthrosen.

Nach dem bisher Gesagten ist also die Durchblutungsförderung, die Entspannung der Muskeln und die Dehnung des Bindegewebes das hauptsächliche Anliegen der Bewegungsbehandlung.

In der Bewegung fördern wir die Durchblutung durch kraftvolle Zusammenziehung der Muskeln, die Entspannung durch lockernde Bewegung (Schlenkerübungen), und die Dehnung des Bindegewebes durch große Gelenkbewegungen (so groß, als es der

Zustand des Gelenkes zuläßt). Wir haben aber auch noch weitere Vorteile durch die Bewegung.

a) Bei jeder Bewegung entstehen in der Muskulatur bestimmte Wirkstoffe, die das gesamte innersekretorische System anregen. Diese unterstütztende Anregung (Euregulation) ist aber auch für die Rheumabekämpfung wichtig. Durch diese werden die Abwehrkräfte des Körpers rege gemacht, die für die Bekämpfung der angreifenden Erreger gebraucht werden.

b) Auch die Steigerung der Muskelkraft ist eine wichtige Voraussetzung für die Verbesserung der Gelenkbewegungen. Einige Übungen zur Kraftsteigerung sind daher in diesem System enthalten.

So können wir damit rechnen, daß durch die stetige tägliche Übung Bewegungseinschränkungen verbessert (bei rechtzeitigem Beginn vielleicht sogar verhindert), Versteifungen gelöst und Schmerzen verringert oder beseitigt werden. Jeder alte Rheumatiker weiß allerdings, daß der chronische Rheumatismus und auch ausgebildete Arthrosen nicht ganz zum Verschwinden gebracht werden. Dagegen können Schmerzen weitgehend gebessert oder gar beseitigt werden. Das gilt in noch größerem Maße für die Schäden der Muskulatur und des Bindegewebes.

Für das tägliche Üben gilt folgende Vorschrift:

Je stärker Schmerz und Bewegungseinschränkung sind, um so sanfter, langsamer und schwingender (nicht mit statischer, also geführter Bewegung) ist zu üben. Schmerzen sollen beim Üben vermieden werden, aber es soll bis an die Schmerzgrenze herangegangen werden.

Die Übungsdauer soll täglich bei ca. 7–10 Minuten liegen. Bei starken Schmerzen und starker Bewegungseinschränkung kann die Übungszeit auf 2–3 Minuten herabgesetzt werden, dann aber soll mehrfach am Tage geübt werden.

In Zeiten eines entzündlichen Schubes ist mit der Gymnastik auszusetzen, aber sobald als möglich wieder zu beginnen.

Es wird auffallen, daß die Mehrzahl der Übungen auf dem Stuhl (Sitz auf der Vorderkante beachten!) gemacht werden. Das hat verschiedene Vorteile. Durch das fixierte Becken werden die Bewegungen der Wirbelsäule intensiver, der Kreislauf wird geschont, die Ermüdung ist geringer, die Füße werden entlastet. Es gibt weniger Umlagerungen. Dadurch ist das Programm auch für ältere Menschen, die eine normale Gymnastik nicht mehr ausführen können, besonders geeignet. Alle aber, die noch einen Lauf, ein Spiel oder eine normale Gymnastik durchführen können, sollten sich nicht auf diese Übungen beschränken. Obgleich es uns immer wieder aufgefallen ist, daß der seelisch entspannende Einfluß der schlenkernden entspannenden Übungen unerwartet groß ist, so ist doch die innere Freude am Spiel so belebend, daß der dazu Fähige sie sich nicht entgehen lassen sollte.

Die Gymnastik ist in fünf Serien eingeteilt.

Die erste Serie bringt Übungen der allgemeinen Auflockerung.

Die übrigen Serien beziehen sich auf einen bestimmten Körperabschnitt. Serie II auf Hals- und Brustwirbelsäule, Serie III auf Lendenwirbelsäule, Serie IV auf die oberen und Serie V auf die unteren Gliedmaßen.

In jeder Gruppe erscheinen aber auch Übungen, die bereits in anderen Gruppen aufgeführt sind, sofern sie auch für diese Gruppe nützlich sind.

Keineswegs soll jedes Mal das gesamte System durchgeübt werden. Das würde auch viel zu lange dauern. Jeder suche sich aus dem System soviel Übungen zusammen, wie er in etwa 7 bis 10 Minuten durchüben kann. Bei Erkrankungen vieler Gelenke wird man mit einmaligem Üben nicht auskommen, sondern wird mehrfach am Tage einige Minuten (2–4) und jeweils eine andere Gruppe durchüben.

Das Wichtigste ist, daß jeden Tag eisern geübt wird. Wer es auf den nächsten Tag verschiebt, wird das Üben bald überhaupt vergessen.

Sehr zu seinem Nachteil!

I. Lockerung-, Atem- und Brustkorbgymnastik

Zum Üben sitzen wir – wenn nichts anderes angegeben – auf der vorderen Stuhlkante. Füße nebeneinander – Knie im rechten Winkel – der Rücken ist gut aufgerichtet, die Schultern locker.

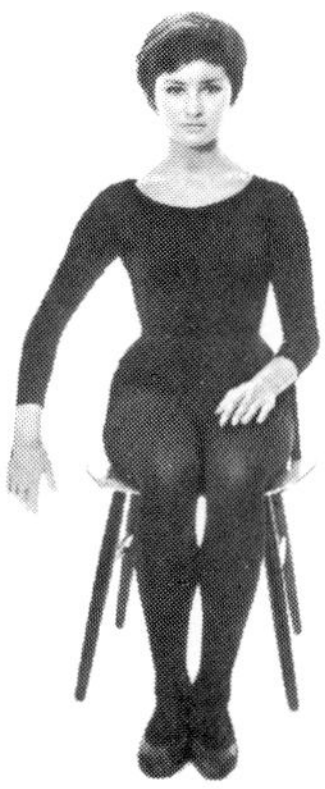

1

Im Sitzen
Leichtes, schlenkerndes Ausschütteln des Armes mit ganz geringem, lockerem Anbeugen und Fallenlassen im Ellenbogen. 10mal rechter und 10mal linker Arm. Man muß das Gefühl haben, als wenn überhaupt keine Spannung im Arm sei.

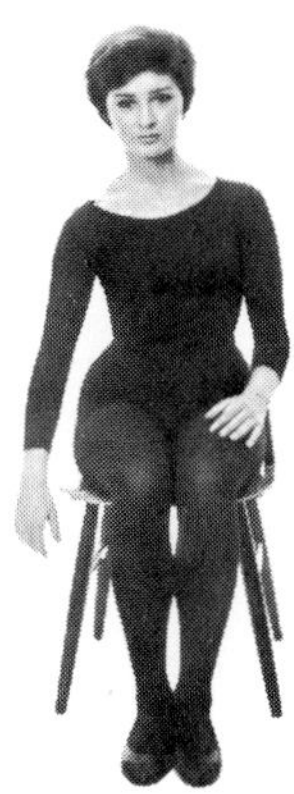

1a

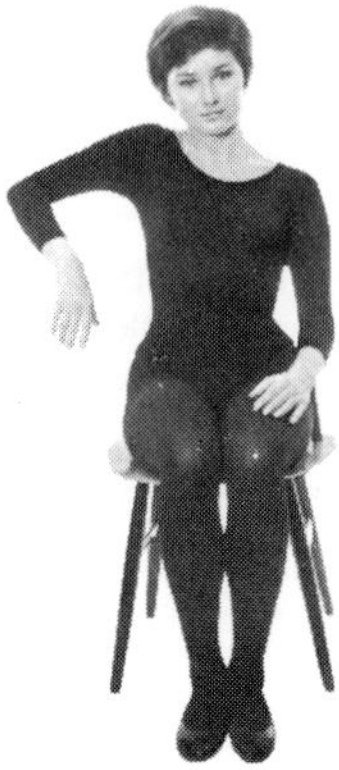

2

Schultern heben, Ellenbogen anbeugen, dann locker fallen lassen. 6mal rechts und 6mal links.

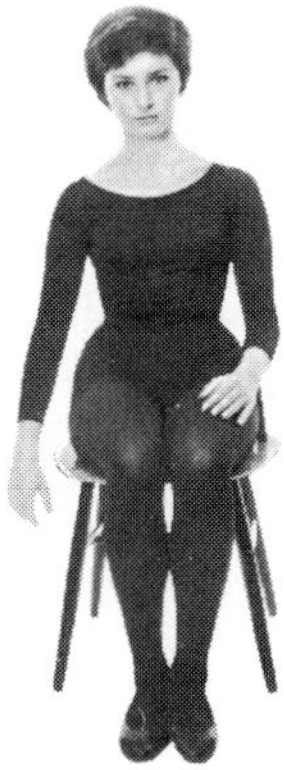

2a

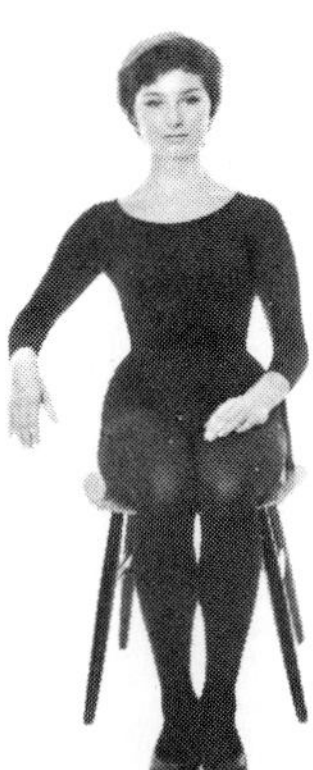

3

Rasches Durchschlenkern im Handgelenk. Je 10 Bewegungen mit Handrücken nach vorn und 10 Bewegungen mit Handrücken nach hinten.

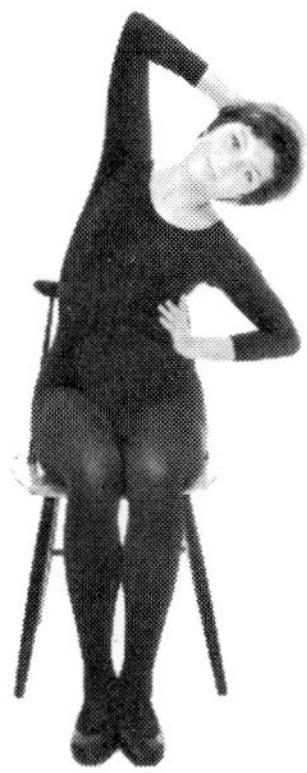

4

Brustkorbübung:
Linke Hand in die linke Flanke gestützt, rechter Arm über den Kopf gelegt. Seitbeugen des Rumpfes nach links. Unter ganz leichtem Aufrichten dreimal hintereinander nachfedern. Seitenwechsel der Arme und die gleiche Bewegung nach rechts ausführen.

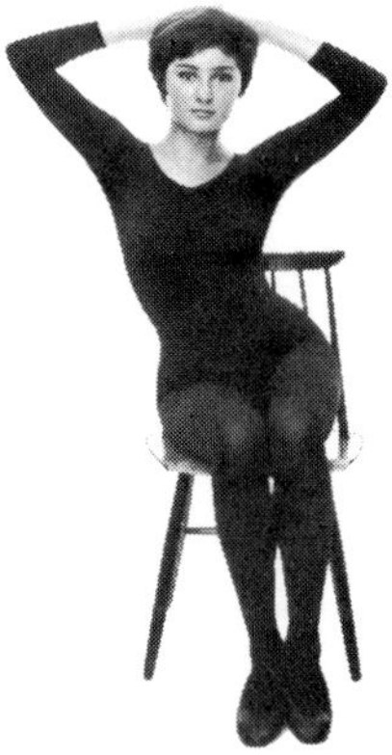

5

Im Sitzen
Brustkorbübung: Rumpfseitschieben mit über dem Kopf gefalteten Händen – mit dreimaligem Nachfedern. Seitenwechsel. 3–5mal wiederholen. (Übung 4 und 5 dehnt die seitliche Brustwand.)

6

Atemübung:
Auf drei Taktzeiten durch die Nase einatmen – man zähle in Gedanken «21, 22, 23» und auf drei Taktzeiten pfeifend ausatmen.
Zwei Taktzeiten Pause: «21, 22».
Auch für alle folgenden Atemübungen gilt: Jede Taktzeit entspricht etwa einer Sekunde. Notfalls trete man sich im Anfang das Zeitmaß mit dem Fuß im Rhythmus wie man 21, 22, 23 zählt. Nie zu lange Tiefatmen üben (Gefahr der Hyperventilation) – nie die Ausatmung bis zum Pressen verlängern. (Ungünstige Wirkung auf die Herzfunktion).

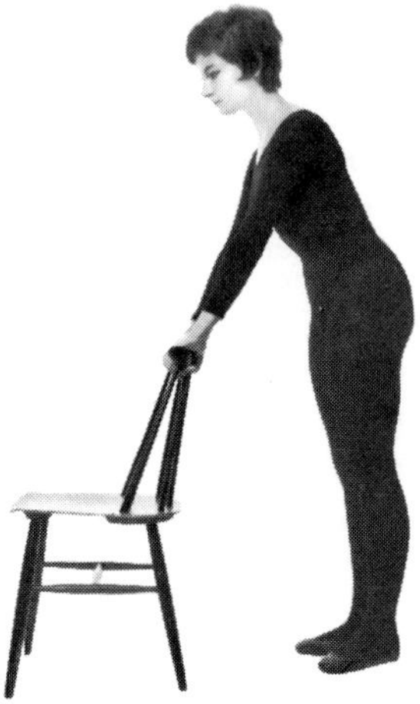

7

Im Stehen mit Abstützen auf der Stuhllehne.
Hüft- und Kniegelenk leicht anbeugen, dann Bein locker fallenlassen. Aus der schlenkernden Gegenbewegung kommt es zu einer leichten Beugebewegung, die zu einer neuen leichten Beugung in Hüfte und Knie ausgenutzt wird. So entsteht ein schlenkerndes Beuge- und Streckspiel, das 10mal hintereinander rechts und links wiederholt wird. Das Gefühl bei dieser Schlenkerbewegung ist der lockeren Bewegung beim Stepptanz oder ähnlichen modernen Tänzen zu vergleichen.

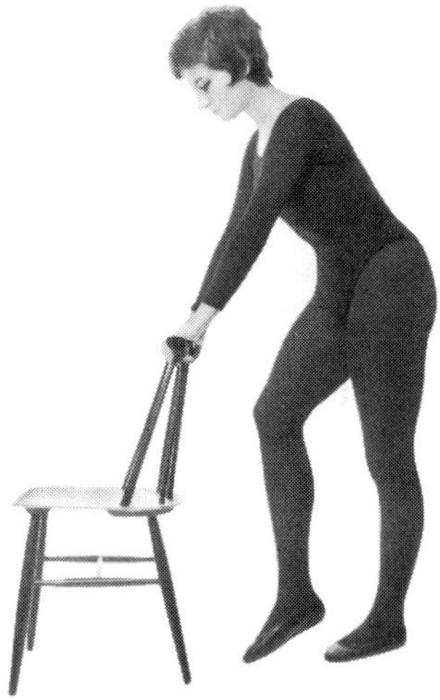

7a

Beginn wie Übung 7 – aber beim «Fallenlassen» einmal nach vorn – als wollte man den Schuh wegfliegen lassen – einmal nach unten und einmal nach hinten schlenkern.
Wieder nach unten, nach vorne, nach unten, nach hinten. 5mal mit jedem Bein.

8

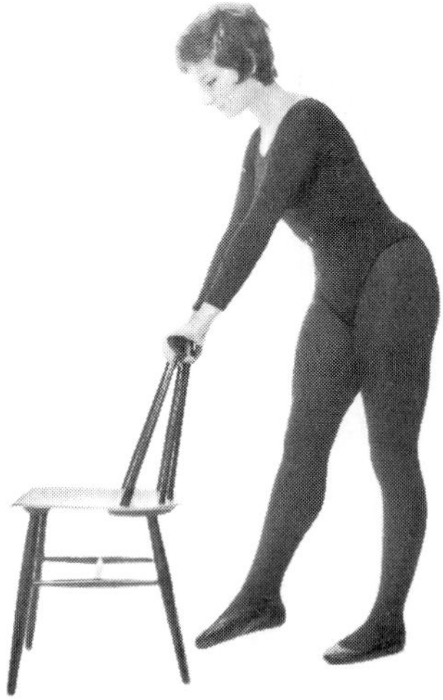

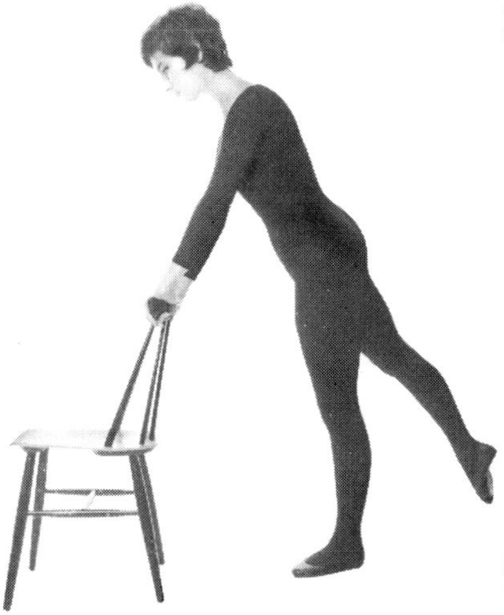

8a

9

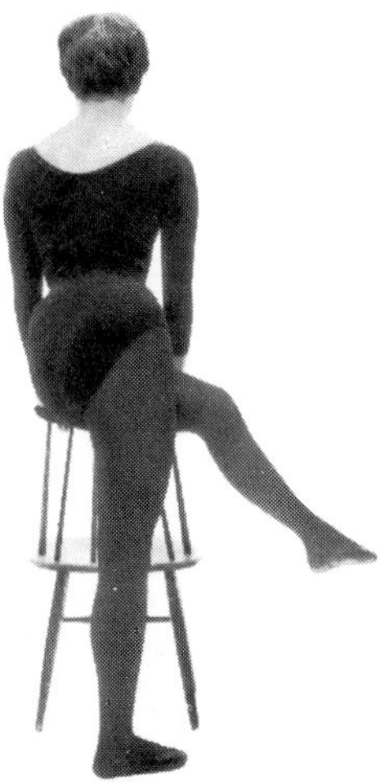

Die gleiche lockernde Schlenkerbewegung wie 7 und 8 – doch schwingt das Bein jetzt nach innen und außen zwischen Stuhl und Standbein zum eigenen Kommando: Innen, Mitte, Außen, Mitte, Innen usw. Diese «Schlenkerübungen» sind für Rheumatiker besonders wichtig und sollten jedes Üben einleiten oder beenden.

9a

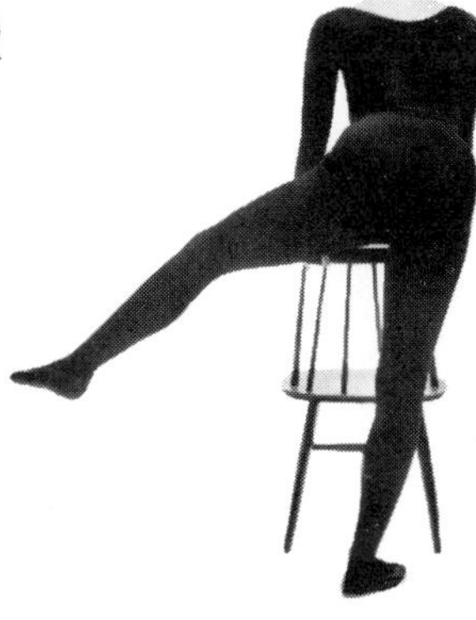

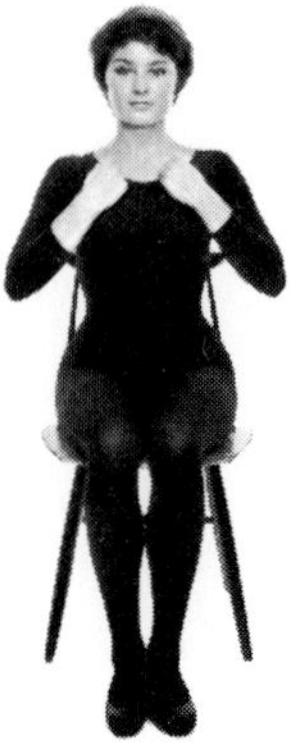

10

Atemübung (obere Brustkorbatmung)
Einatmen (Nasenatmung) «eins, zwei, drei, vier» in Schüben. Beide Fäuste liegen fest auf der Brust und geben Widerstand.
Ausatmen: «eins, zwei drei, vier» mit Brummen und gleichzeitigem Betrommeln des Brustkorbes mit den Fäusten. Ausatmung kann verlängert werden.
Pause: «eins, zwei»; 3–5mal wiederholen.

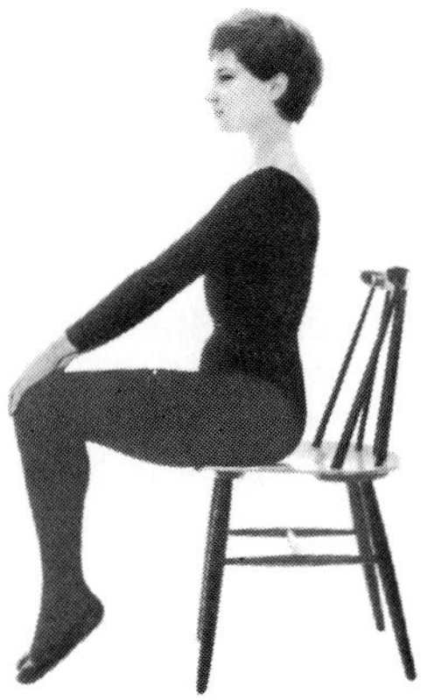

11

Hohlkreuz und Lendenbuckel in weichem, zügigem Wechsel. Die Bewegung soll klein sein (2 cm nach vorne, 2 cm nach hinten durchbiegen). Kopf und Schultern bleiben ganz unbewegt – nur das Becken wird gekippt und wieder aufgerichtet. (Es schaukelt vor und zurück und bewegt so die Lendenwirbelsäule in der Kreuzgegend.) Diese Bewegung ist besonders wichtig und kann vom Patienten immer wieder eingeschaltet werden. Anfänglich nicht mehr als 10mal.

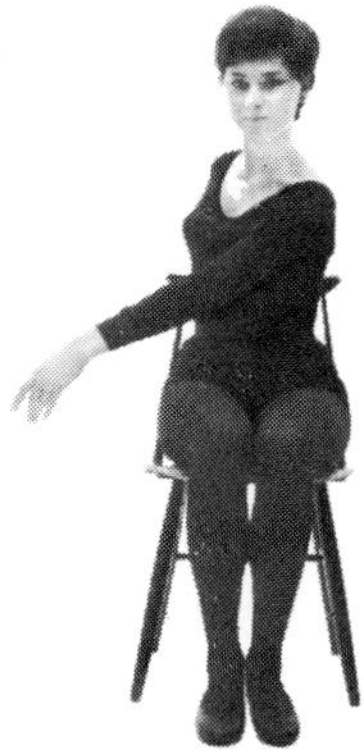

12

Rumpfdrehen nach rechts nach links – die Arme fliegen von einer Seite zur anderen. Kopf bleibt gradeaus. 5–10mal wiederholen.

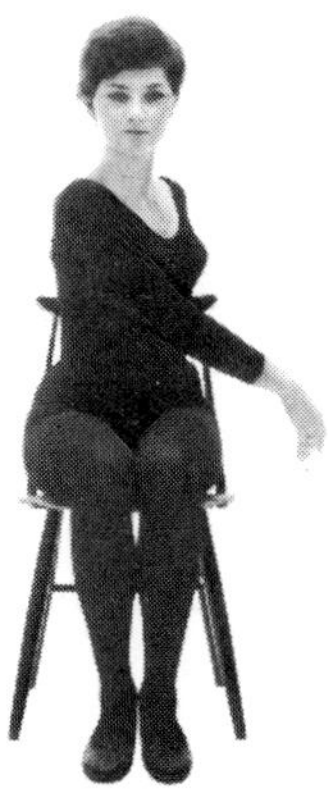

12a

12b

Die gleiche Übung wie Nr. 12, aber den Kopf mitdrehen.

13

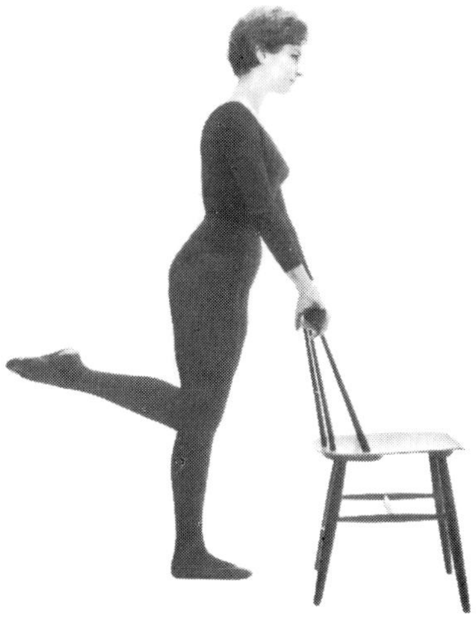

Im Stehen abgestützt
Knie beugen bis Ferse das Gesäß berührt (soweit möglich). Unterschenkel locker fallen lassen, rechts und links je 6mal.

13a

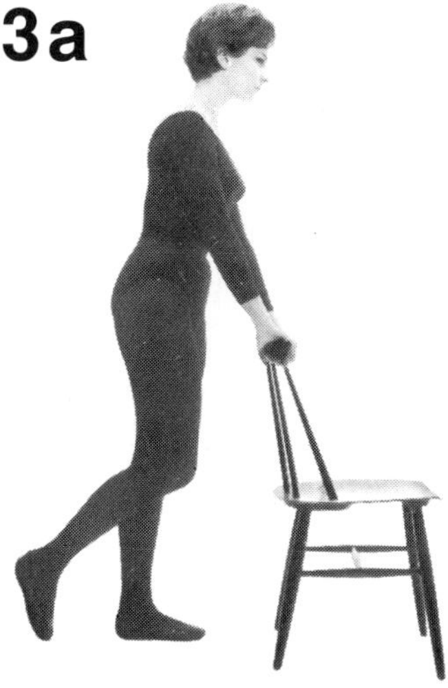

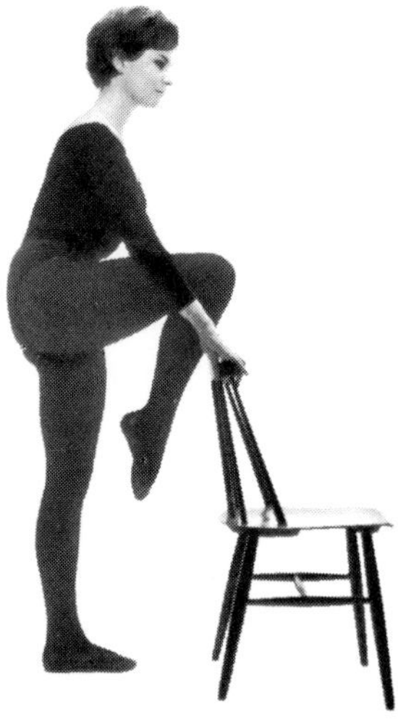

14

Knie bis nahe an die Brust hochziehen, Bein locker fallen lassen.
Rechts und links je 6mal.

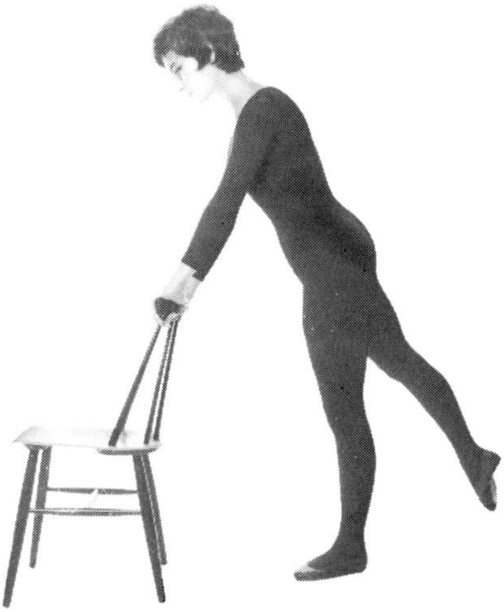

15

Lockeres Vor- und Rückschwingen des Beines aus der Hüfte (Bein hinten gestreckt halten!) Rechts und links je 6mal.
Halten Sie sich dabei etwas seitlich am Stuhl – achten Sie, daß das schwingende Bein nirgends anstößt.

16

Im Sitzen
Atmen Sie durch die Nase auf vier ruhige Zeiten schnüffelnd ein. Die an die Flanken gelegten Hände sollen gefühlt und «weggeatmet» werden.

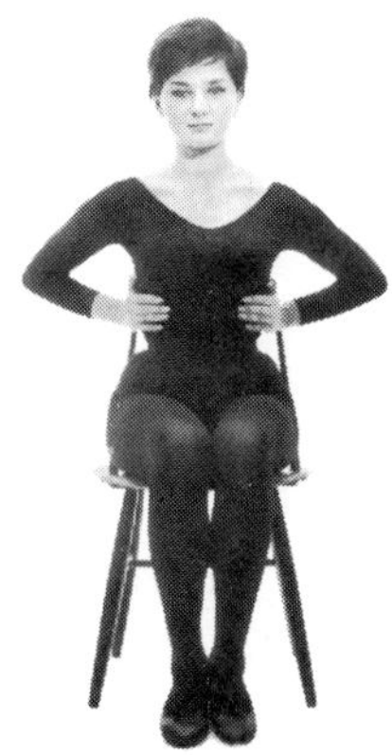

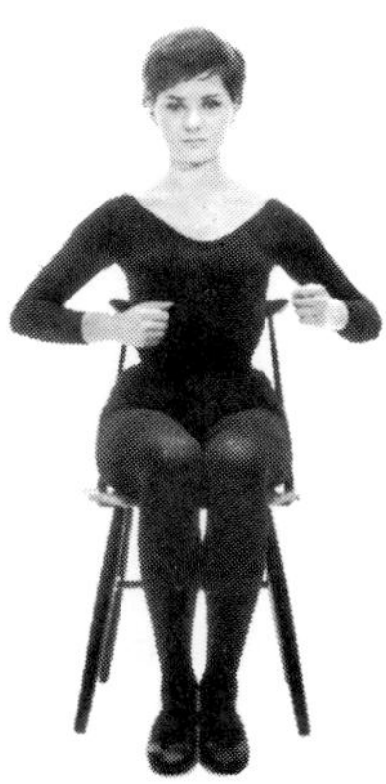

16a

Ausatmen: «eins, zwei, drei, vier, fünf, sechs» auf tönendes aaa mit Betrommeln beider Flanken.
Pause: «eins, zwei». 3–5mal wiederholen.

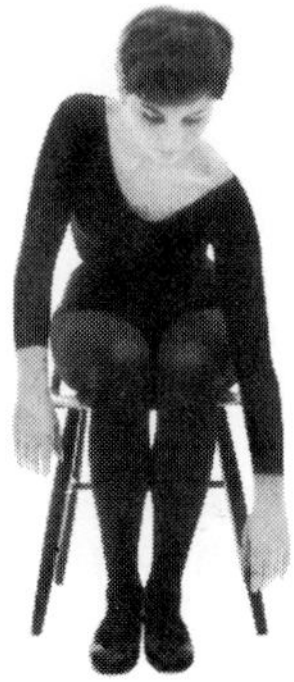

17

Oberkörper leicht vorbeugen, Arme hängen lassen und die Schultern durch rasches Rumpfdrehen schütteln.
10–12mal wiederholen.

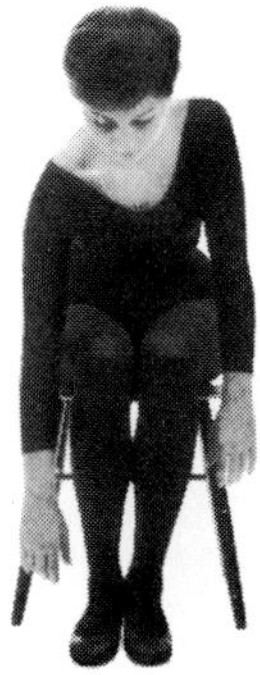

17a

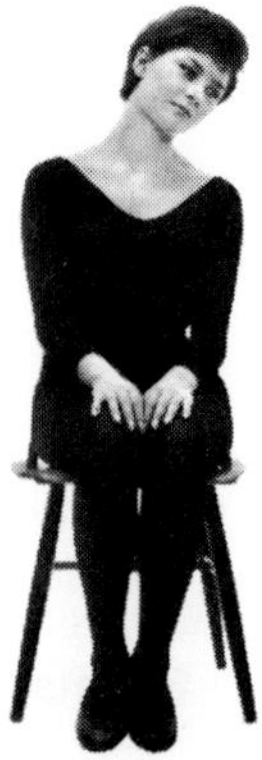

18

Kopfkreisen in beiden Richtungen. Da es gelegentlich Schwindel erzeugt, bitte die Bewegung langsam und nur 3mal hintereinander ausführen.

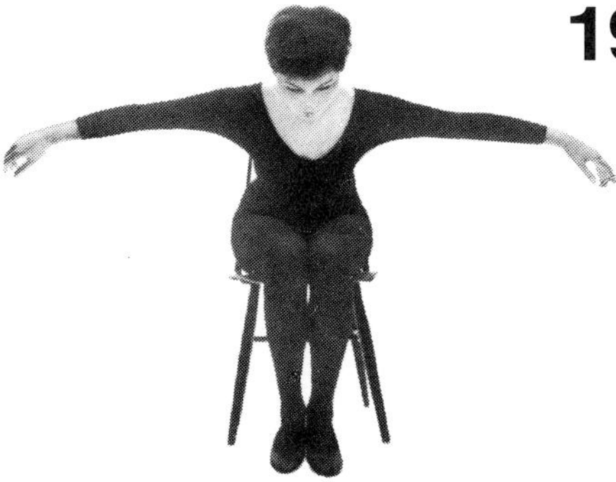

19

Oberkörper vorbeugen, Arme aus der Seithalte bis zum Kreuzen vor der Brust und zurück pendeln lassen. 10mal.

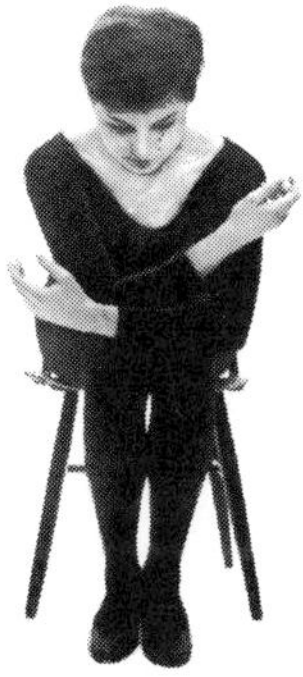

19a

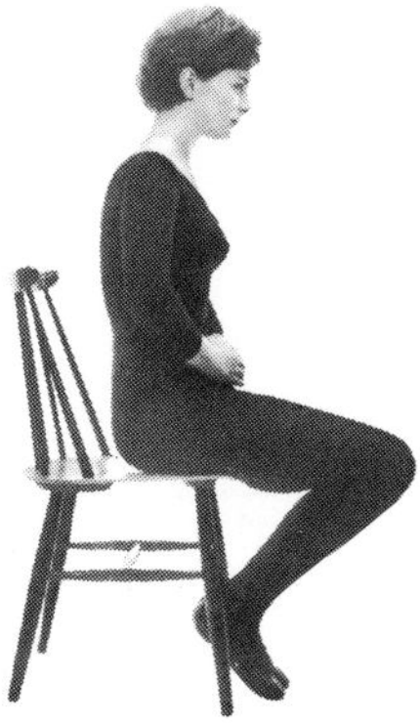

20

Atemübung (Bauchatmung)
Hände auf den Bauch legen und wie «schluchzend» auf vier Zeiten (in vier Schüben) einatmen. Dabei wölbt sich der Bauch locker und weit vor. Beim summendem Ausatmen sinkt der Bauch wieder ein. Im Laufe des Übens auf etwa acht Zeiten kommen.

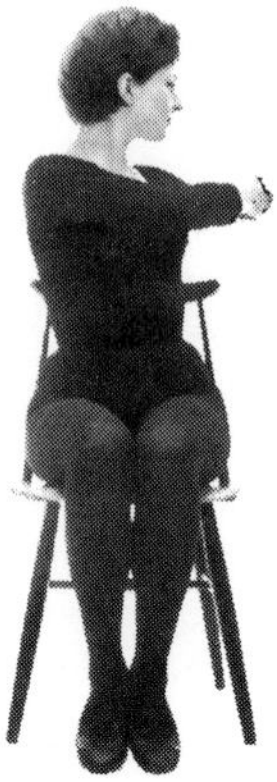

21

Brustkorbübung: Hände vor der Brust verschränken, Oberkörper nach rechts und links drehen mit zweimaligem Nachfedern. 5mal wiederholen.

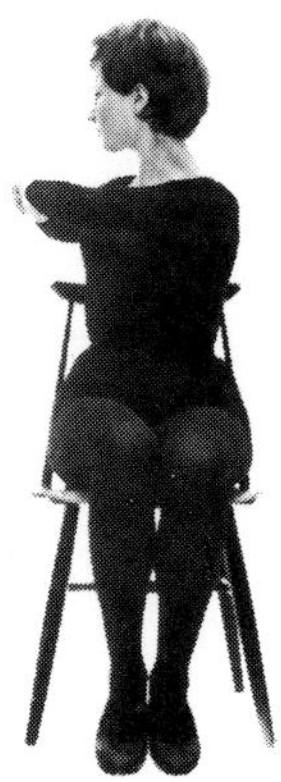

21a

21b

Hände auf den Kopf legen – lockere Seitenbeuge in der Brustwirbelsäule nach rechts und links.

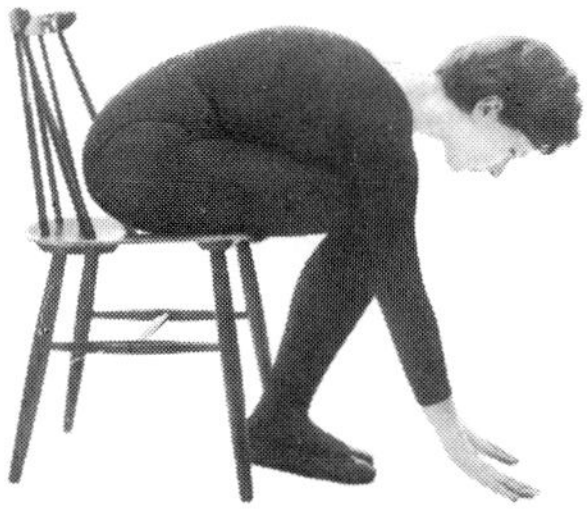

22

Brustkorbübung: Tiefes Rumpfbeugen nach vorn (Hände berühren den Boden). Aufrichten mit Heben der gestreckten Arme über den Kopf und gleichzeitigem Rumpfdrehen nach links – wieder tiefes Rumpfbeugen – Aufrichten (wie vorher), aber Rumpfdrehen nach rechts. 3mal nach rechts und links.

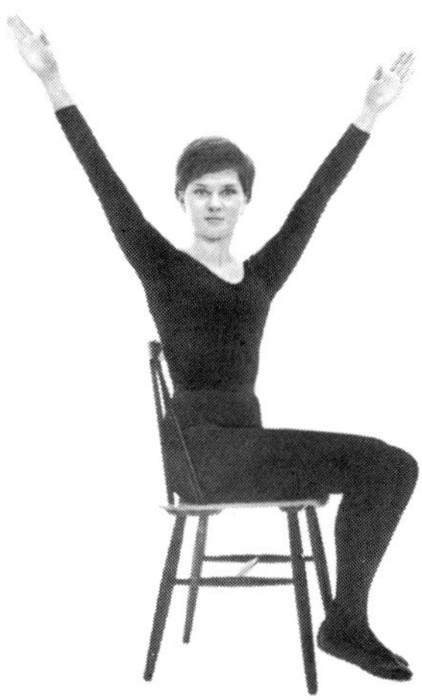

22a

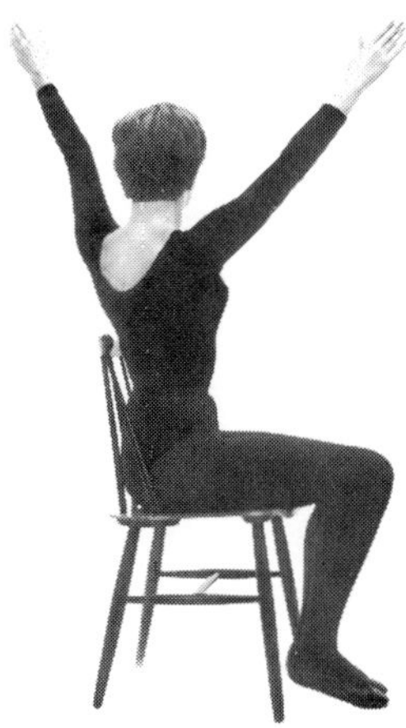

22b

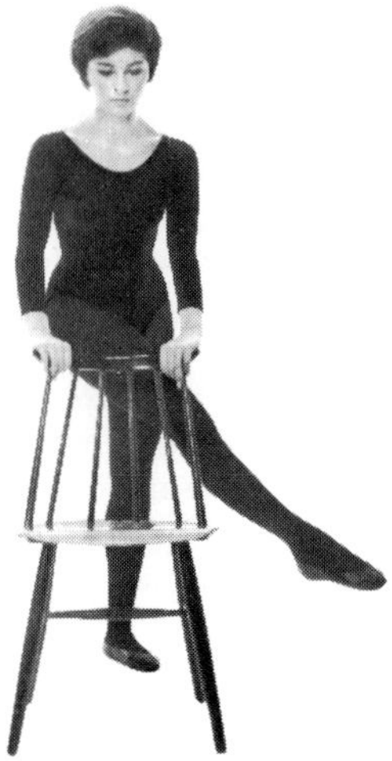

23

Im Stehen aufgestützt
10mal Schwingen des rechten Beines nach außen und innen (vor dem Standbein kreuzend) so hoch, wie es ohne zerrendes Gefühl möglich ist.

23a

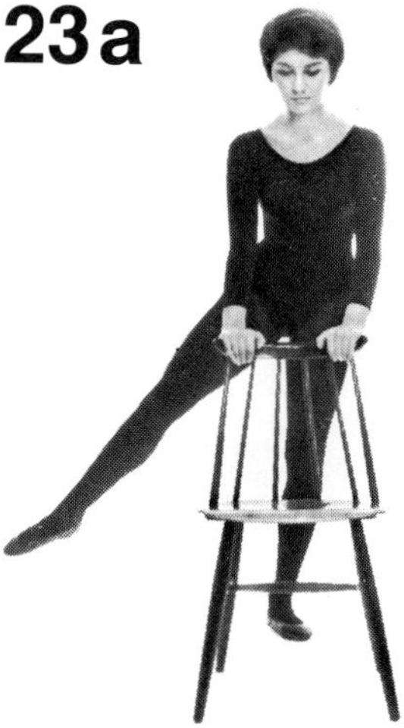

24

Linken und rechten Unterschenkel im Wechsel locker ans Gesäß schlagen und fallenlassen.

25

Ausgangsstellung wie bei Übung 7, jedoch mit Drehung in der Hüfte. «Fuß einwärts, Mitte, auswärts, Mitte, einwärts usw.» Vierer-Rhythmus 6mal rechts und links wiederholen.

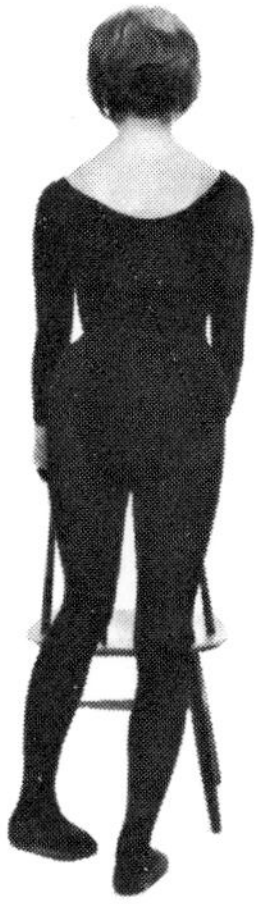

25a

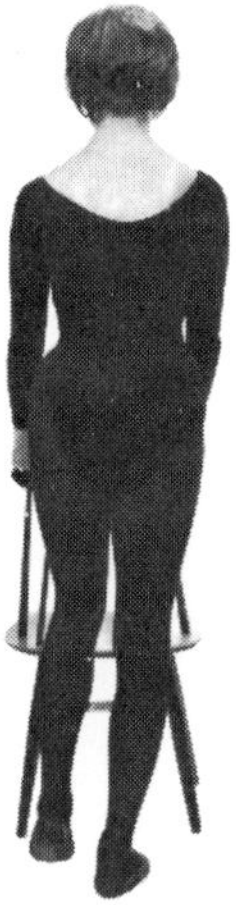

25b

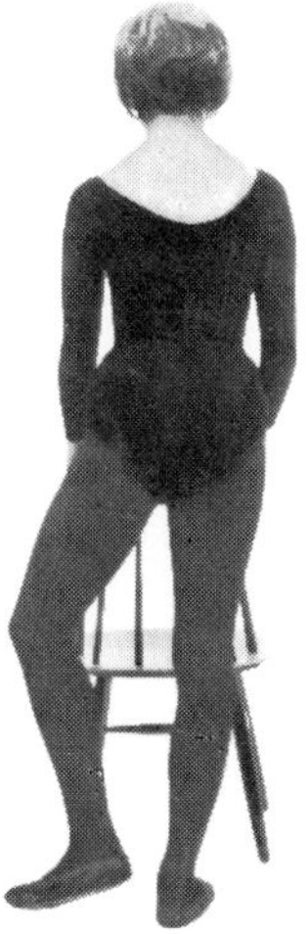

25c

II. Hals- und Brustwirbelsäule

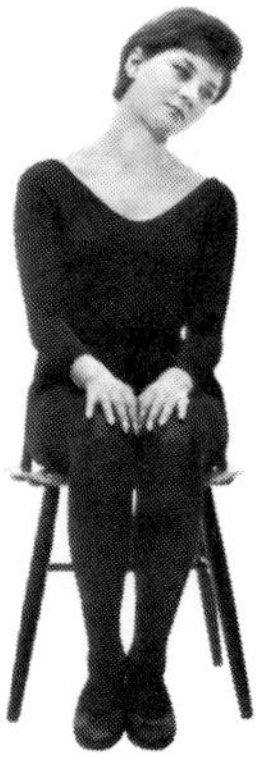

1

Kopfkreisen in beiden Richtungen. Da es gelegentlich Schwindel erzeugt, bitte die Bewegung langsam und nur 3mal hintereinander ausführen.

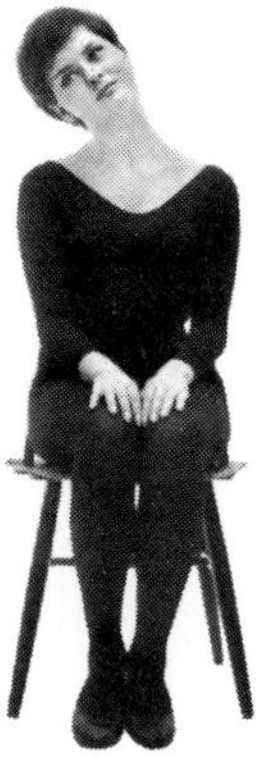

1a

Kopf wie auf Bild 1 a seitbeugen, 4 mal rechts und links.

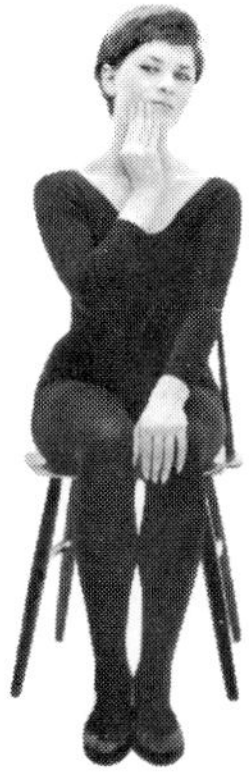

2

Im Wechsel Kopf gegen den Widerstand der am Kinn angesetzten Hand drehen und dann Kopf mit der gleichen Handstellung nach der anderen Seite drücken, je 3mal mit der rechten und linken Hand.

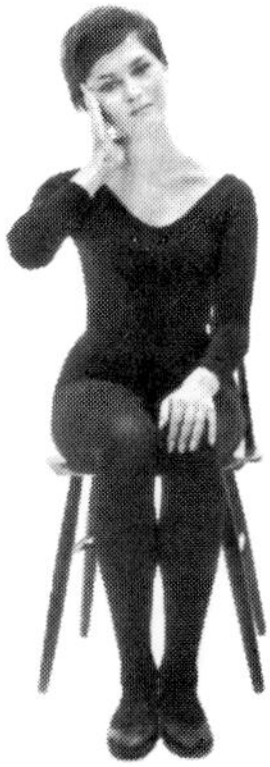

3

Kopf seitwärts beugen gegen den Widerstand der an der Schläfe angelegten Hand, dann ähnlich wie in Übung 2 Kopf nach der anderen Seiten drükken. Je 3mal.

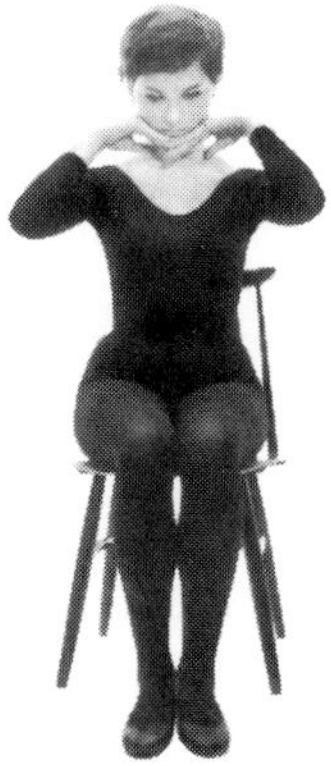

4

3mal den Kopf gegen den Widerstand der Hände am Kinn nach unten (auf die Brust) drücken und Gegenbewegung (Kinn nach oben drücken).

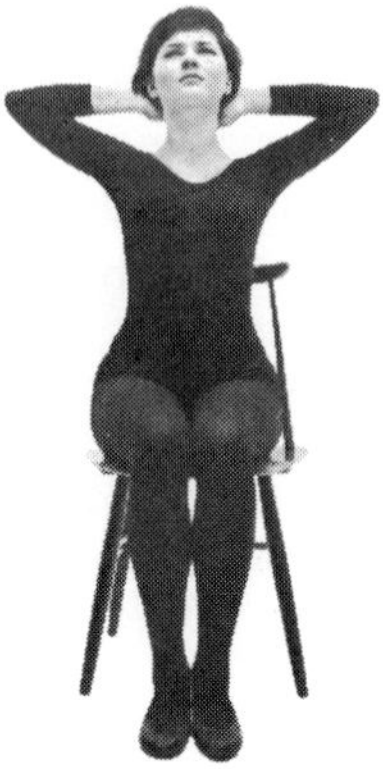

5

Die am Hinterkopf gefalteten Hände geben Widerstand gegen das Zurückdrücken des Kopfes. Dann rutschen die Hände auf die Stirn und geben sanften Widerstand gegen das Kopf-nach-vorn-Ziehen.

6

Atemübung:
Auf drei Taktzeiten durch die Nase einatmen – man zähle in Gedanken «21, 22, 23» und auf drei Taktzeiten pfeifend ausatmen.
Zwei Taktzeiten Pause: «21, 22».
Auch für alle folgenden Atemübungen gilt: Jede Taktzeit entspricht etwa einer Sekunde. Notfalls trete man sich im Anfang das Zeitmaß mit dem Fuß im Rhythmus wie man 21, 22, 23 zählt. Nie zu lange Tiefatmen üben (Gefahr der Hyperventilation) – nie die Ausatmung bis zum Pressen verlängern. (Ungünstige Wirkung auf die Herzfunktion).

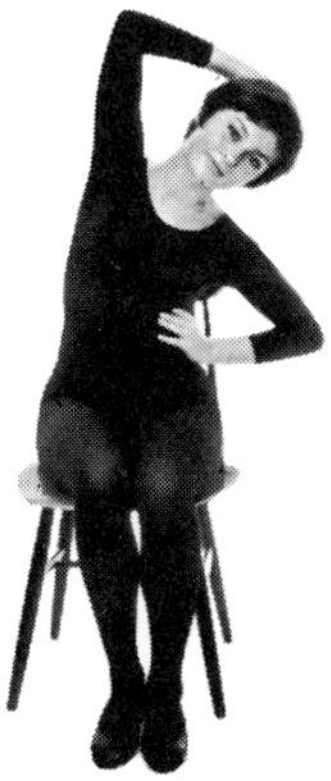

7

Brustkorbübung:
Linke Hand in die linke Flanke gestützt, rechter Arm über den Kopf gelegt. Seitbeugen des Rumpfes nach links. Unter ganz leichtem Aufrichten dreimal hintereinander nachfedern. Seitenwechsel der Arme und die gleiche Bewegung nach rechts ausführen.

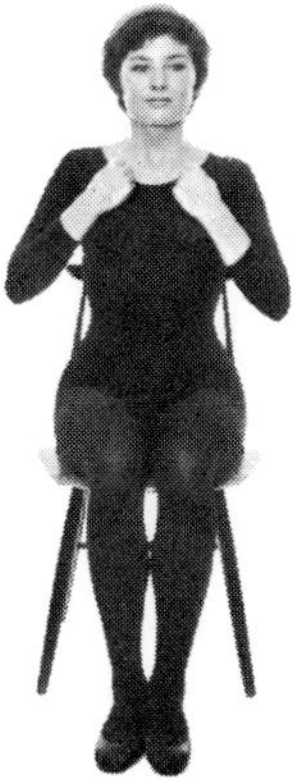

8

Atemübung:
Beide Fäuste liegen dicht unter den Schlüsselbeinen auf dem Brustkorb. In kleinen Schüben durch die Nase einatmen. Sie sollten dabei das Gefühl haben, die Fäuste «wegatmen» zu wollen.
Beim Ausatmen locker den Brustkorb betrommeln. Mit der Zeit versuchen die Ausatmung zu verlängern, aber nicht bis zum Pressen! Es muß noch Luft bleiben für die übliche Pause «21, 22».

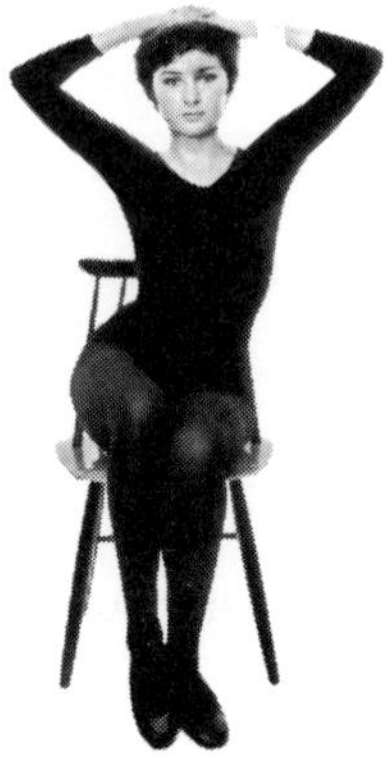

9

Im Sitzen
Brustkorbübung: Rumpfseitschieben mit über dem Kopf gefalteten Händen – mit dreimaligem Nachfedern. Seitenwechsel. 3–5mal wiederholen. (Übung 4 und 5 dehnt die seitliche Brustwand.)

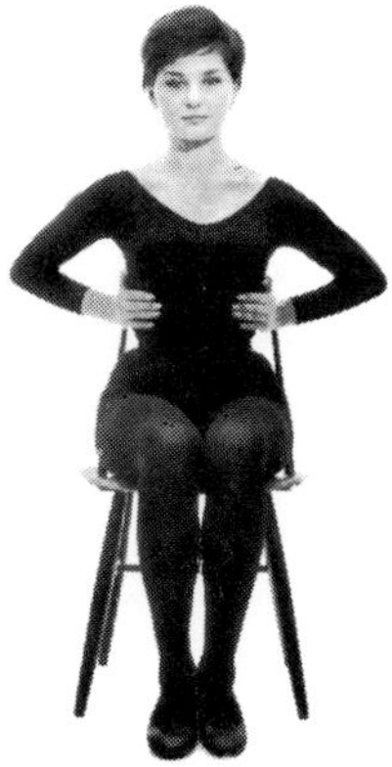

10

Im Sitzen
Atmen Sie durch die Nase auf vier ruhige Zeiten schnüffelnd ein. Die an die Flanken gelegten Hände sollen gefühlt und «weggeatmet» werden.

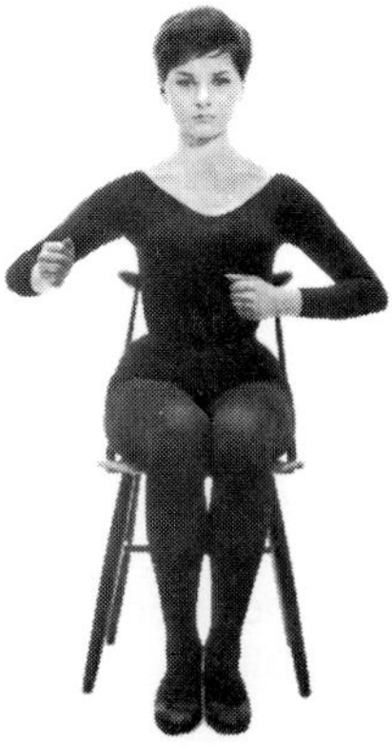

10a

Ausatmen: «eins, zwei, drei, vier, fünf, sechs» auf tönendes aaa mit Betrommeln beider Flanken.
Pause: «eins, zwei». 3–5mal wiederholen.

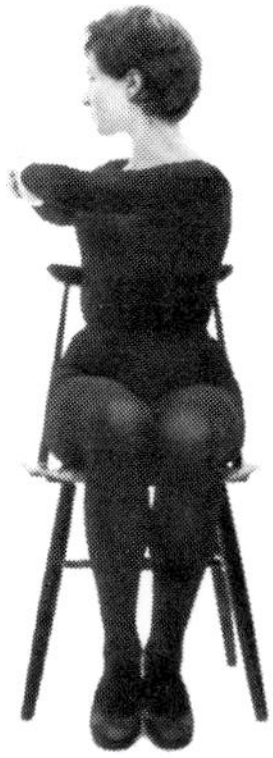

11

Brustkorbübung: Hände vor der Brust verschränken, Oberkörper nach rechts und links drehen mit zweimaligem Nachfedern. 5mal wiederholen.

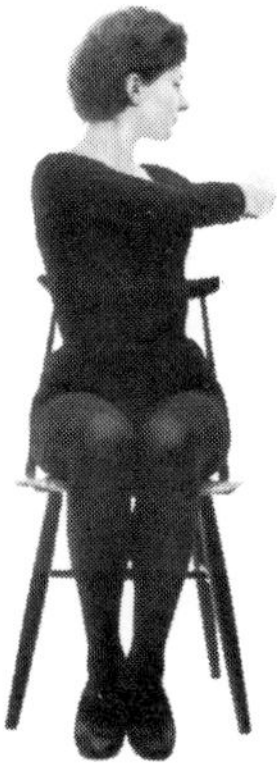

11a

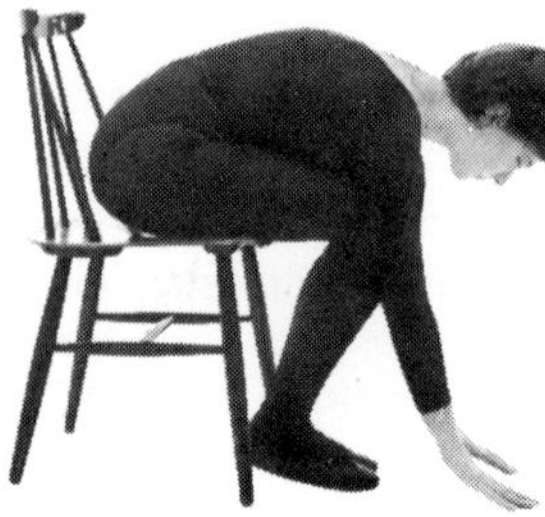

12

Brustkorbübung:
Tiefes Rumpfbeugen nach vorn (Hände berühren den Boden).

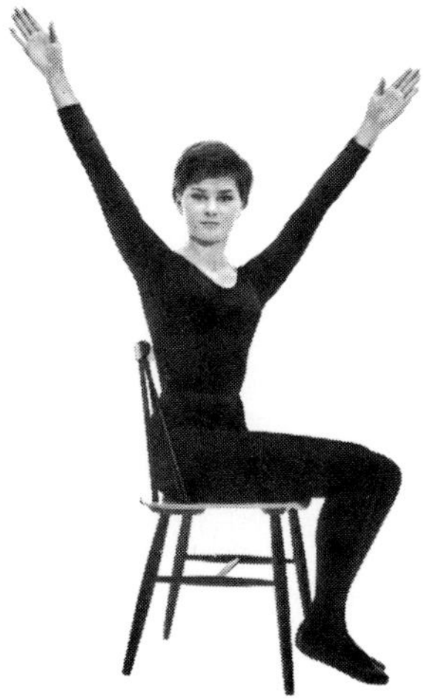

12a

Aufrichten mit Heben der gestreckten Arme über den Kopf und gleichzeitigem Rumpfdrehen nach links – wieder tiefes Rumpfbeugen – Aufrichten (wie vorher), aber Rumpfdrehen nach rechts.
3mal nach rechts und links.

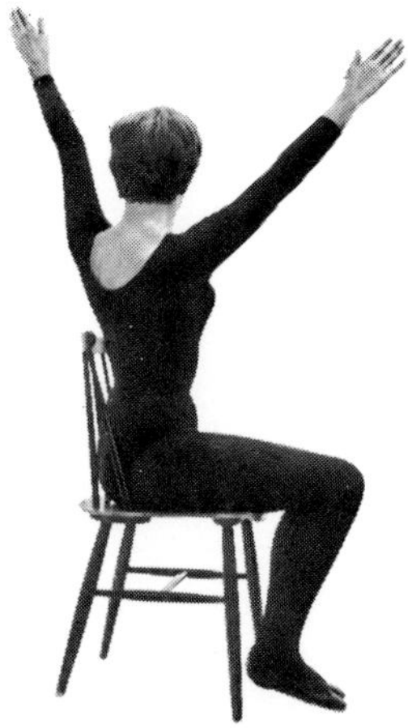

12b

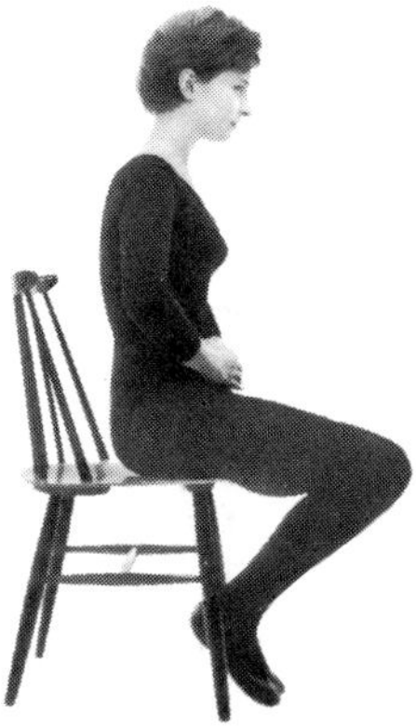

13

Atemübung (Bauchatmung)
Einatmen: Hände auf den Bauch legen und wie «schluchzend» einatmen. Auf vier Zeiten, die man sich mit dem Fuß klopfen kann – einundzwanzig, zweiundzwanzig... Dabei wölbt sich der Leib locker vor.

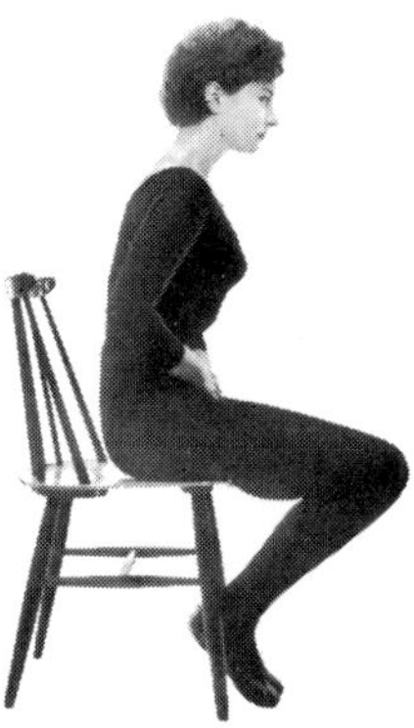

13a

Beim Ausatmen die Luft laut summend strömen lassen – dabei sinkt der Bauchraum wieder zusammen, der Oberkörper neigt sich ganz leicht vor. Mit öfterem Üben das Summen bis auf etwa 8 Sec. verlängern.

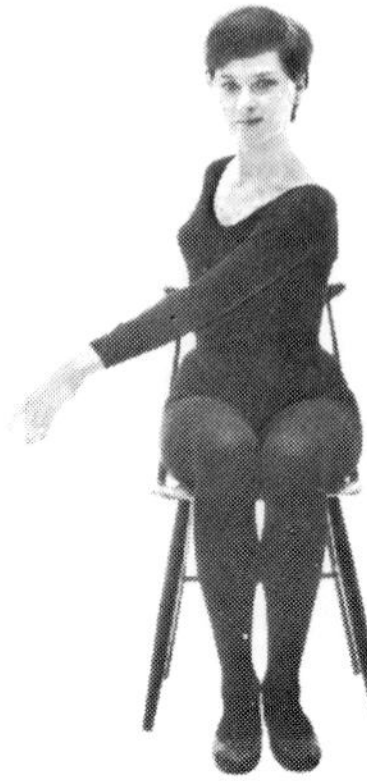

14

Rumpfdrehen nach rechts und links – die Arme fliegen von einer Seite zur anderen. Kopf bleibt gradeaus. 5–10mal wiederholen.

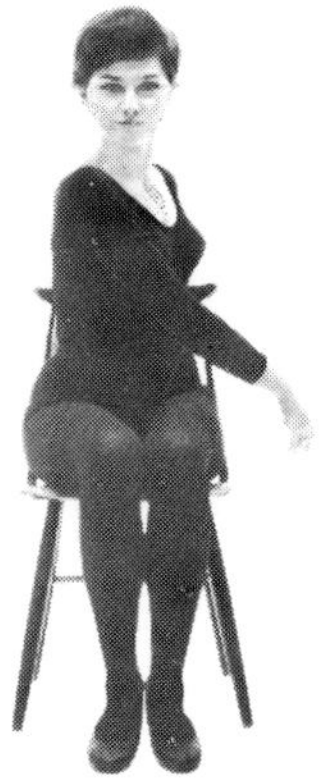

14a

15

Die gleiche Übung wie Nr. 14, aber den Kopf mitdrehen.

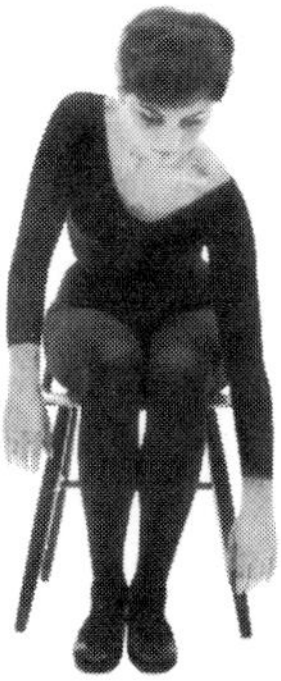

16

Oberkörper leicht vorbeugen, Arme hängen lassen und die Schultern durch rasches Rumpfdrehen schütteln.
10–12mal wiederholen.

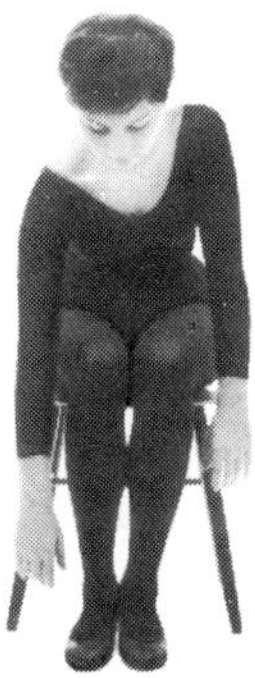

16a

16b

Arme hochstrecken. Abwechselnd mit der rechten und der linken Hand einen 20 cm höher hängenden imaginären Apfel greifen. Seitliche Brustkorbdehnung. Jede Seite 4mal.

17

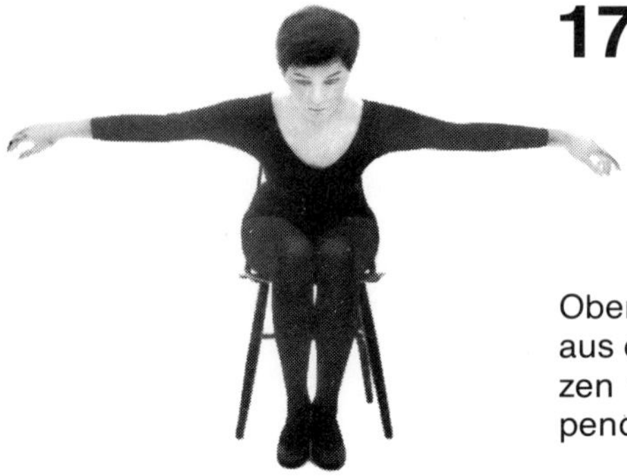

Oberkörper vorbeugen, Arme aus der Seithalte bis zum Kreuzen vor der Brust und zurück pendeln lassen. 10mal.

17a

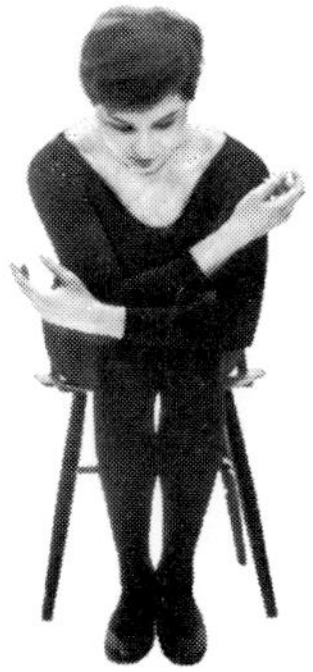

17b

Hände auf den Kopf legen. Die Lendenwirbelsäule unbewegt gerade halten. In der Brustwirbelsäule nach rechts und links beugen – gleichmäßig wie ein Uhrpendel. Zur Abwechslung das Gleiche mit Nachfedern rechts und links. Je 4mal.

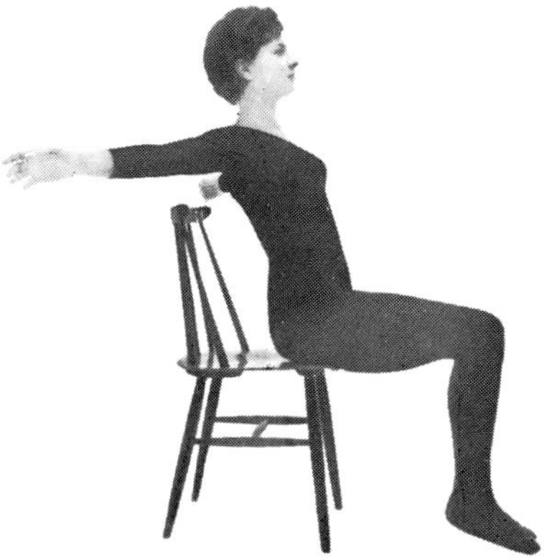

18

Rückneigen des Rumpfes mit Hochschwingen der Arme – große Rumpfbeuge vorwärts – bis die Fingerspitzen den Boden berühren.

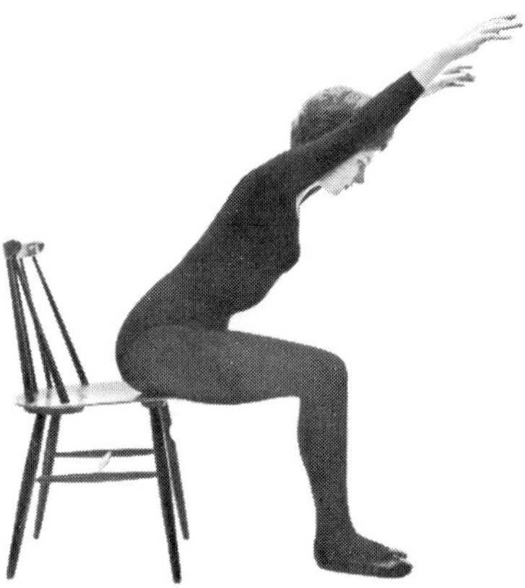

18a

Aufrichten des Rumpfes mit gleichzeitigem Vorhochschwingen der Arme und – wie bei «18» Rückneigen des Rumpfes. 4mal.

19 Schulterblätter fest an die Wirbelsäule ziehen, locker lassen und als Gegenbewegung die Schultern weit nach vorne ziehen, locker lassen. Im Wechsel 4mal.

20 Schulterblätter fest zusammenziehen und nun die Schulterblätter auf dem Rücken rauf und runter wandern lassen, 4mal.

21 Schieben Sie – bei ruhig gehaltenem Oberkörper das Kinn weit vor – und ziehen es bis zum Hals zurück, 4mal.

22 Tippen Sie mit dem Kinn im Wechsel an den Hals und möglichst tief runter aufs Brustbein, 4mal.

23 Tippen Sie im Wechsel mit dem Kinn auf die rechte und die linke Schulter, je 4mal.

24 Sitzen Sie gerade! Schauen Sie dicht vor und dicht hinter der linken Schulter auf den Fußboden, je 3mal. Seitenwechsel.

25 Beugen Sie den Kopf nach schräg links vorn, dann nach rechts hinten – also auf einer Diagonalen, 3mal – dann ebenso nach rechts vorne – links hinten, 3mal.

Zwischen allen Übungen immer wieder die Muskeln, die gerade beansprucht waren, mit den Händen selber massierend auflockern.

III. Lendenwirbelsäule

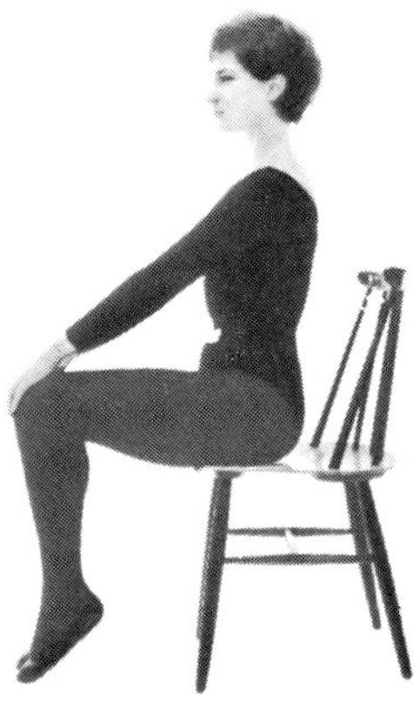

1

Hohlkreuz und Lendenbuckel in weichem zügigem Wechsel. Die Bewegung soll klein sein. (2 cm nach vorn – 2 cm nach hinten durchbiegen.) Kopf und Schultern werden nicht mitbewegt. Diese Bewegung ist besonders wichtig und kann vom Patienten immer wieder eingeschaltet werden. Anfänglich nicht mehr als 10 Bewegungen.

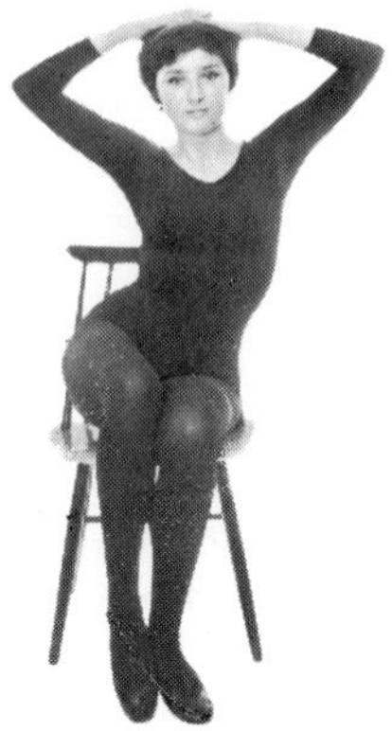

2

Brustkorbübung: Rumpfschieben mit über dem Kopf gefalteten Händen. (Die seitlich vorgeschobene Rumpfseite wird gedehnt.) Dreimaliges Nachfedern nach beiden Seiten. 3–5mal wiederholen.

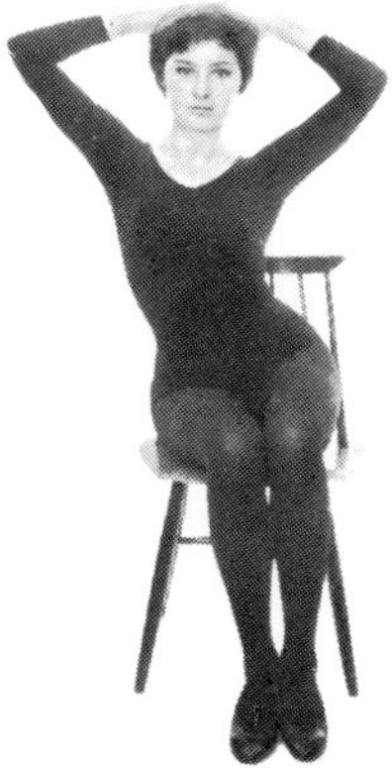

2a

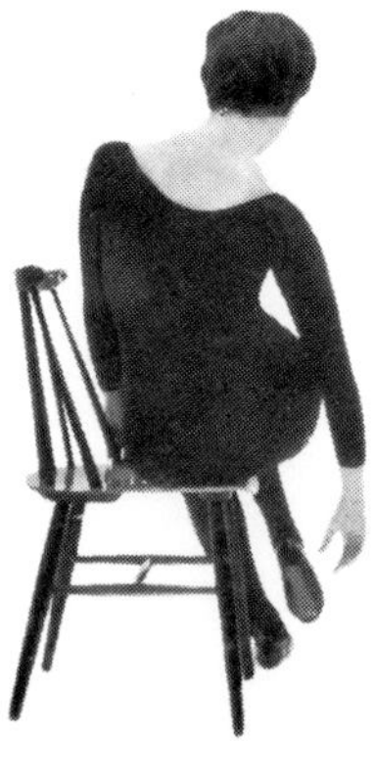

3

Rechte Gesäßhälfte anheben und rechte Schulter senken. 5–6mal im Wechsel mit der linken Seite.

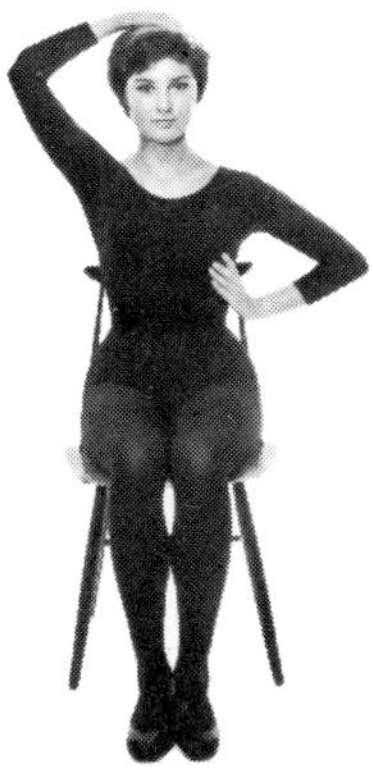

4

Brustkorbübung:
Linke Hand in die linke Flanke gestützt, rechter Arm über den Kopf gelegt. Seitbeugen des Rumpfes nach links. Unter ganz leichtem Aufrichten dreimal hintereinander nachfedern. Seitenwechsel der Arme und die gleiche Bewegung nach rechts ausführen.

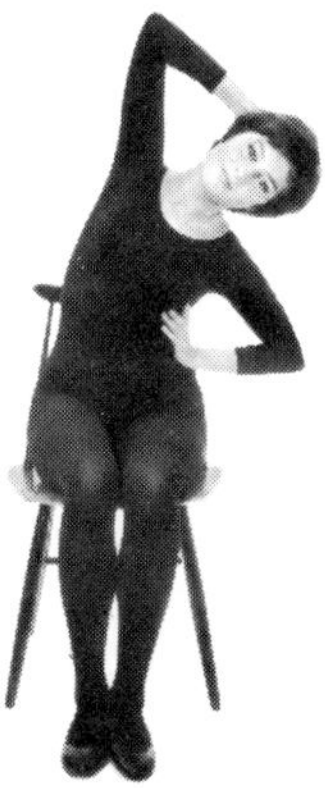

4a

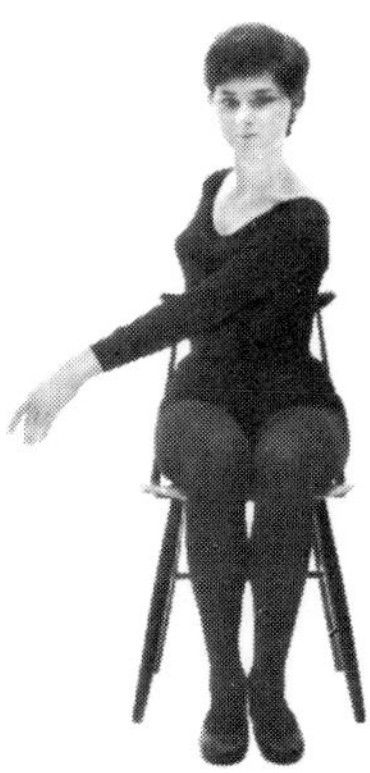

5

Rumpfdrehen nach rechts und links. Die Arme fliegen von einer Seite zur anderen. Kopf bleibt gradeaus. 5–10mal.

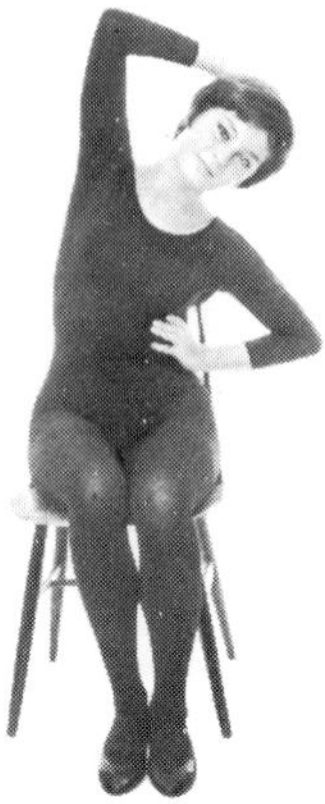

6

Linke Hand in die Flanke, rechte über den Kopf – die Beine sind bitte (anders als auf unserem Foto) gegrätscht. Der rechte Ellenbogen tippt schräg runter zum linken Knie – aufrichten. 3mal, dann Seitenwechsel der Arme. Linker Ellenbogen zum rechten Knie.

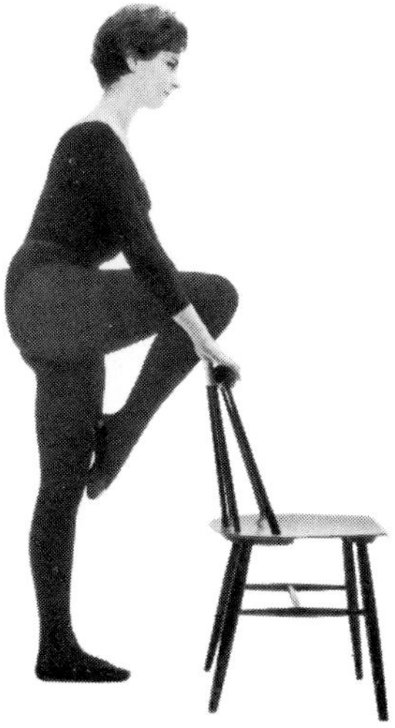

7

Knie bis nahe an die Brust hochziehen, Bein locker fallen lassen.
Rechts und links je 6mal.

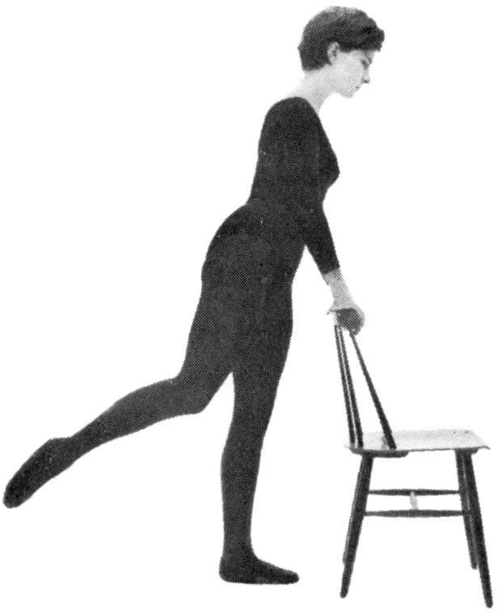

8

Lockeres Schwingen vor- und rückwärts des Beines in der Hüfte.
Rechts und links je 6mal.

8a

Lockeres Beinschwingen nach innen und außen. Jedes Bein 6mal.

8b

Bein nach hinten heben und einige Sec. möglichst hoch halten. Abstellen, Beine ausschütteln, Beinwechsel – je 4mal.

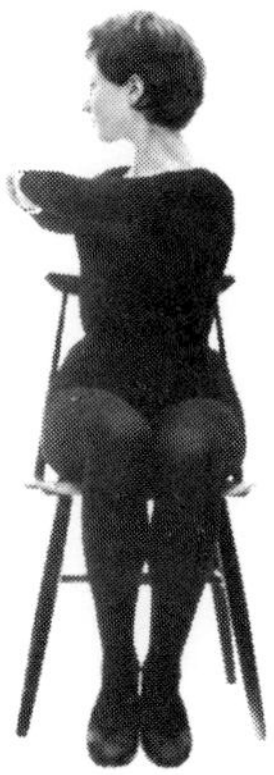

9

Brustkorbübung: Hände vor der Brust verschränken. Oberkörper nach rechts und links drehen mit zweimaligem Nachfedern. 5mal wiederholen.

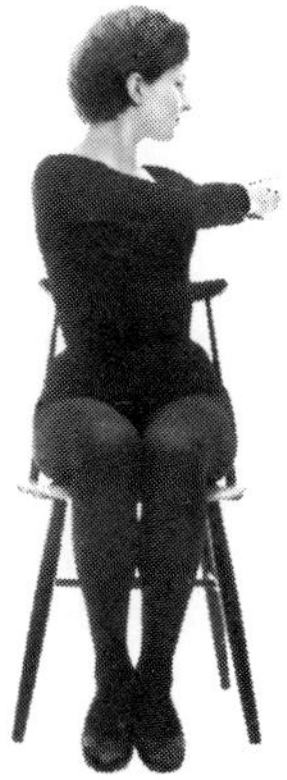

9a

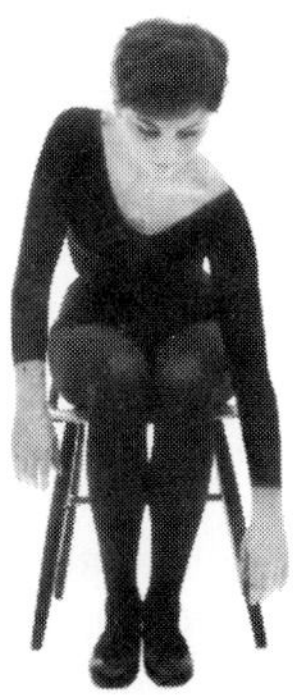

10

Oberkörper leicht vorbeugen, Arme hängen lassen und die Schultern durch rasches Rumpfdrehen schütteln.
19–12mal wiederholen.

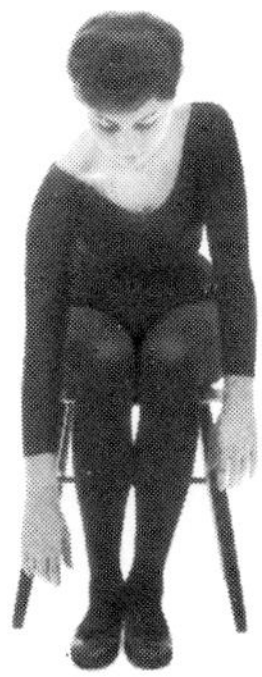

10a

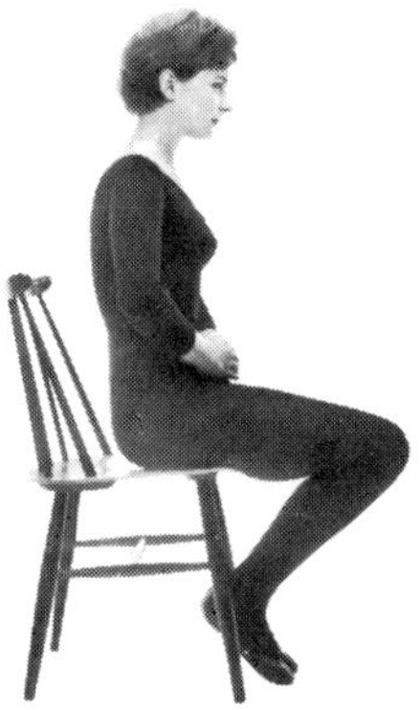

11

Atemübung: (Bauchatmung)
Einatmen: Hände auf den Bauch legen, Bauchatmung, indem man wie schluchzend auf vier Zeiten «eins, zwei, drei, vier» einatmet.
Ausatmen: summend «eins, zwei, drei, vier, fünf, sechs, sieben, acht».

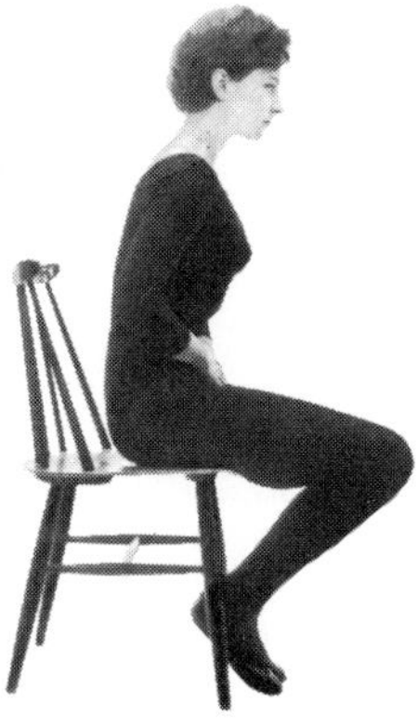

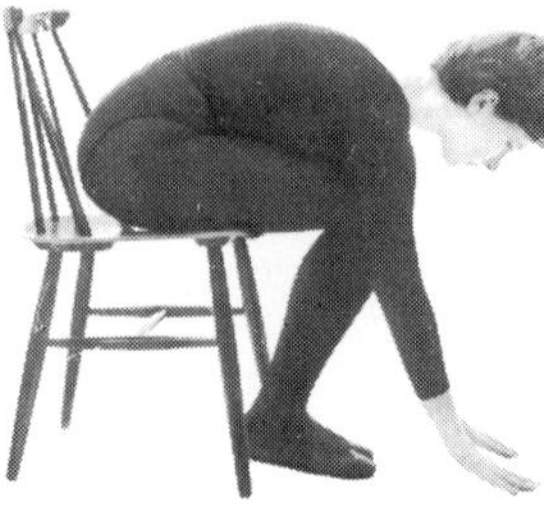

12

Brustkorbübung: Tiefes Rumpfbeugen nach vorn (Hände berühren den Boden). Aufrichten mit Heben der gestreckten Arme über den Kopf und gleichzeitigem Rumpfdrehen nach links – wieder tiefes Rumpfbeugen – Aufrichten (wie vorher), aber Rumpfdrehen nach rechts.
3mal nach rechts und links.

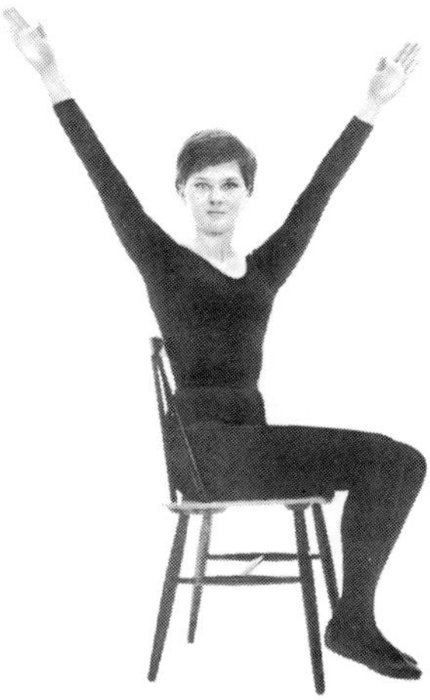

12a

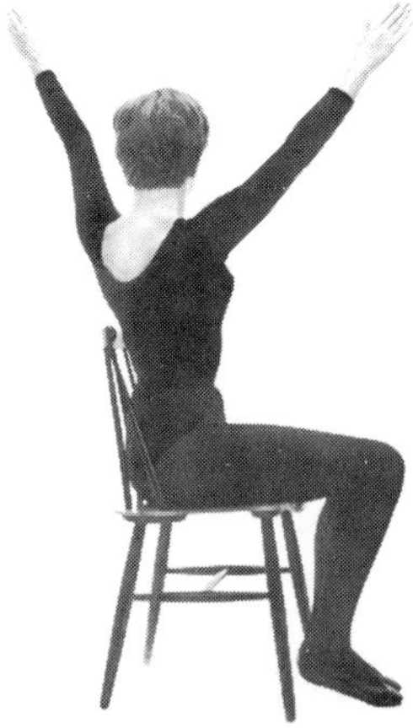

12b

Dazu als Variante: Beim Aufrichten und Strecken zweimal Nachfedern mit den Armen.

13

Kräftige Anspannung aller Bauch- und Rückenmuskeln im Lendenbereich für 3–4 sec. (Muskelmantelspannung). Danach tief atmen und anschließend ein zweites Mal. Dann Übung 1 wiederholen.

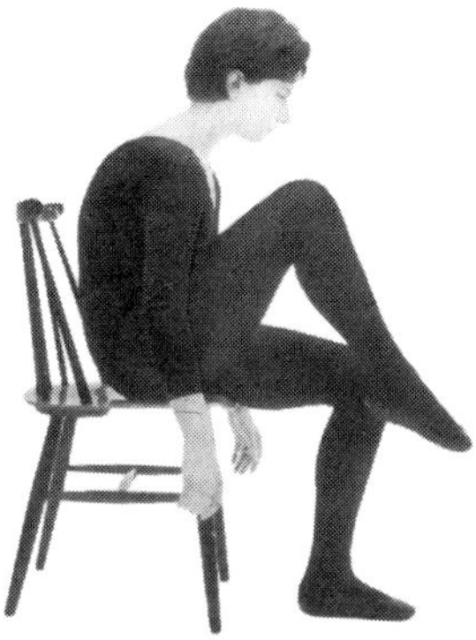

14

Heben des Beines und Buckel machen – senken des Beines und Hohlkreuz, rechts und links je 3–4mal.

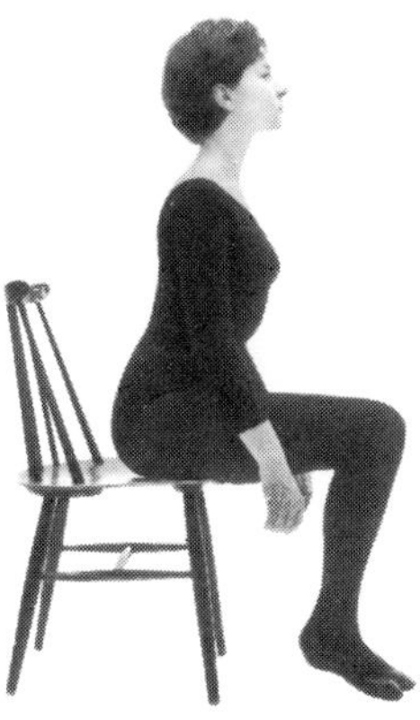

14a

14b

Variante: Heben des Beines mit Buckel machen – gestrecktes Bein mit der Ferse aufsetzen und Hohlkreuz machen.

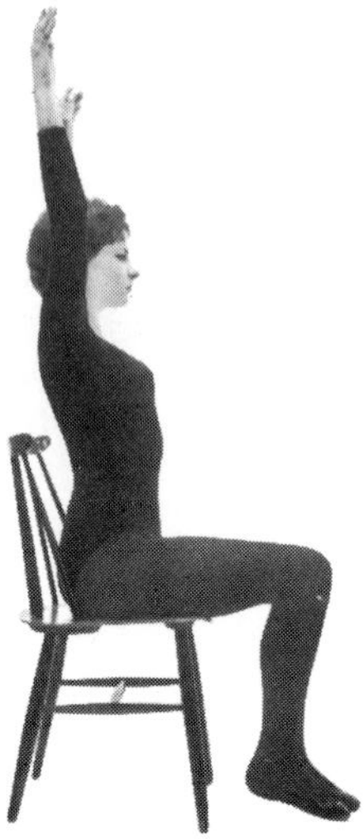

15

Arme senkrecht heben, dann tiefes Rumpfsenken mit Berühren des Bodens durch die Hände, zweimal nachfedern, aufrichten mit erhobenen Armen, dann Arme senken. Beim Heben der Arme einatmen, beim Senken des Rumpfes bzw. der Arme ausatmen.
3mal wiederholen.

15a

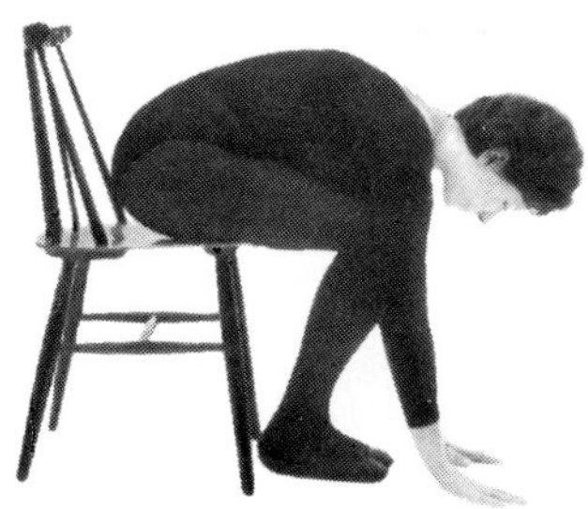

15b

Ausgangsstellung wie bei 15a. Beide Hände wandern dicht über den Boden nach rechts, nach links. 4mal.

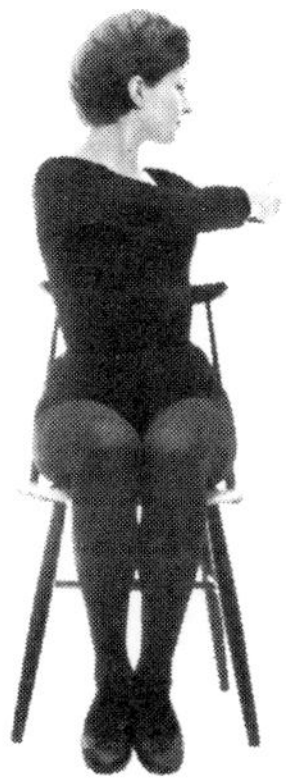

16

Arme vor der Brustverschränkt, im Wechsel Rumpfdrehen nach rechts und links mit 2mal nachfedern. 3mal wiederholen.

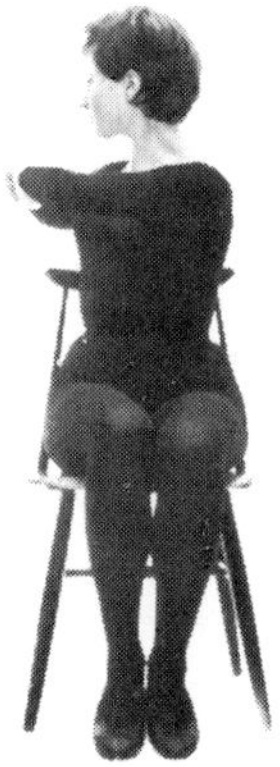

16a

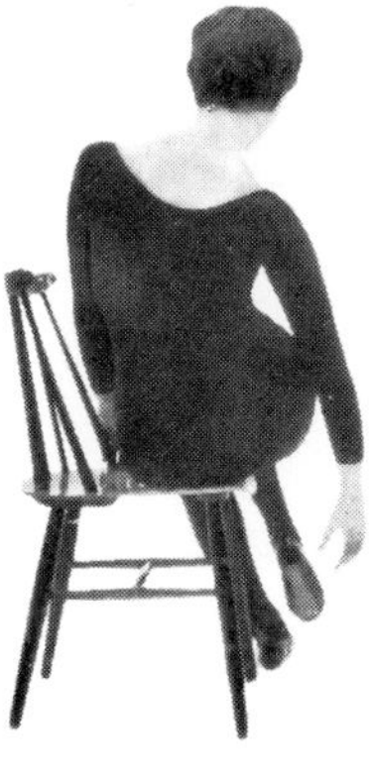

17

Übung wie Nr. 3, Seite 40. Als Variante: Oberkörper gerade lassen, rechte und linke Hüfte im Wechsel hochziehen, so daß die Gesäßhälfte vom Stuhl abgehoben ist.

18

Sitz auf dem Stuhl – Beine gegrätscht. Arme hochschwingen – Drehung nach rechts – mit beiden Händen rechts neben dem Stuhl auf den Boden tippen – hochfedern, Drehung nach links, links neben dem Stuhl auf den Boden tippen, 4mal im Wechsel.

19

Im Sitz Beine grätschen, Unterschenkel im rechten Winkel anstellen. Den Oberkörper locker zwischen die Knie fallen lassen, ganz entspannen, Hände am Boden. Nun nacheinander Arme neben den Kopf heben, Kopf und Brustwirbelsäule strecken und mit ganz gradem Rücken hochkommen. Aufgerichtet nochmal gut strecken mit Nachfedern der Arme – und ganz entspannt in die Ausgangstellung (Operkörper zwischen den Knien) fallen lassen. 4mal.

IV. Schulter-, Arm-, Hand- und Fingergelenke

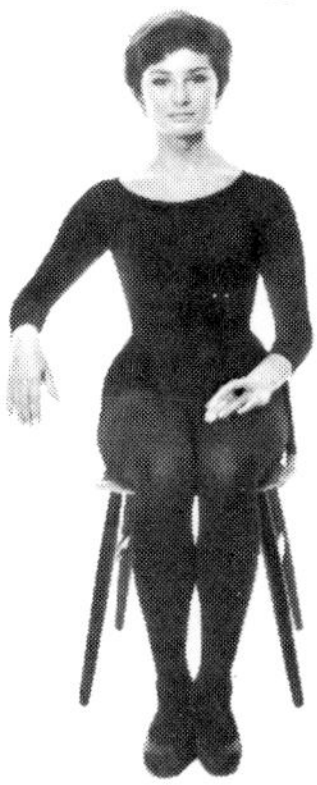

1

Leichtes, schlenkerndes Ausschütteln des Armes mit ganz geringem, lockerem Anbeugen und Fallenlassen im Ellenbogen. 10mal rechter und 10mal linker Arm. Man muß das Gefühl haben, als wenn überhaupt keine Spannung im Arm sei.

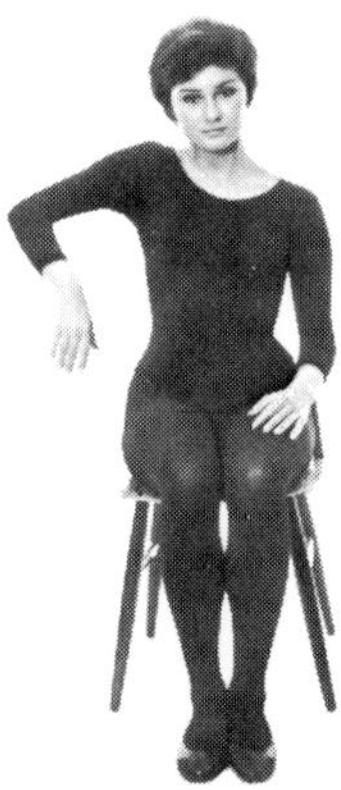

2

Schulter heben, Ellenbogen anbeugen, dann locker fallen lassen.
6mal rechts und 6mal links.

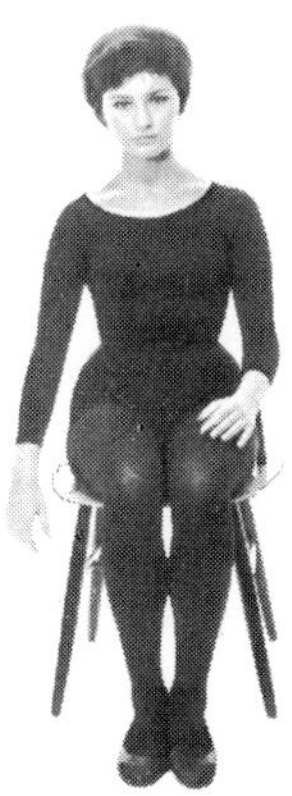

2a

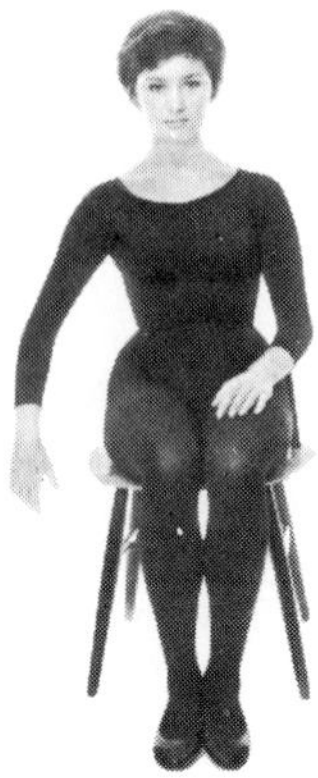

3

Rasches Durchschlenkern im Handgelenk. Je 10 Bewegungen mit Handrücken nach vorn und 10 Bewegungen mit Handrücken nach hinten.
Ebenso 10mal die Hand hin und her schlenkern.

4

Sitz ganz rechts auf dem Stuhl. Der rechte Arm schwingt vor und zurück. Beim Abschwung jeweils eine leichte Drehung, so daß vorne der Handrücken – hinten die Handlfäche nach oben zeigt.
(Wenn Schmerzen auftreten, beginnen Sie bitte mit den Schwüngen unter Zug (Seite 56, 57, 60 und 61).

5

Wie Übung Nr. 4
Langsam vorne die Schwunghöhe steigern – bis zum Kreis. Arm 5–8mal von vorne nach hinten kreisen lassen. Dann hinten die Schwunghöhe steigern – bis zum Kreis von hinten nach vorn. Auch 5–8mal. Arm wechseln.

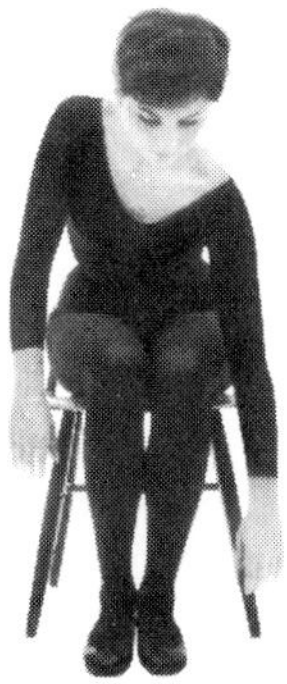

6

Oberkörper leicht vorbeugen, Arme hängen lassen und die Schultern durch rasches Rumpfdrehen schütteln.
10–12mal wiederholen.

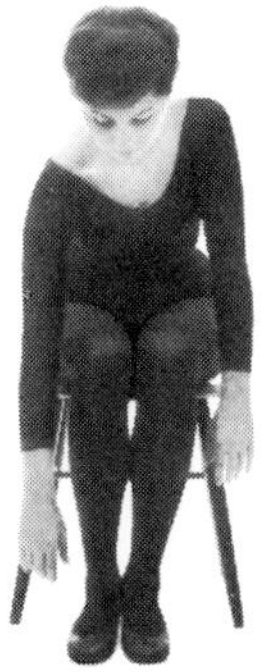

6a

7

Schultern heben – und locker fallen lassen 3mal. Schulterblätter zusammenziehen – lokker lassen, 3mal. Schultern nach vorne ziehen – locker lassen, 3mal. Schultern nach hinten ziehen – locker lassen.

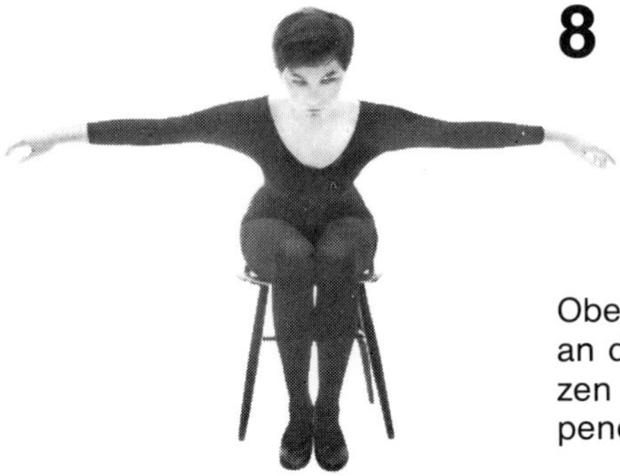

8

Oberkörper vorbeugen, Arme an der Seithalte bis zum Kreuzen vor der Brust und zurück pendeln lassen. 10mal.

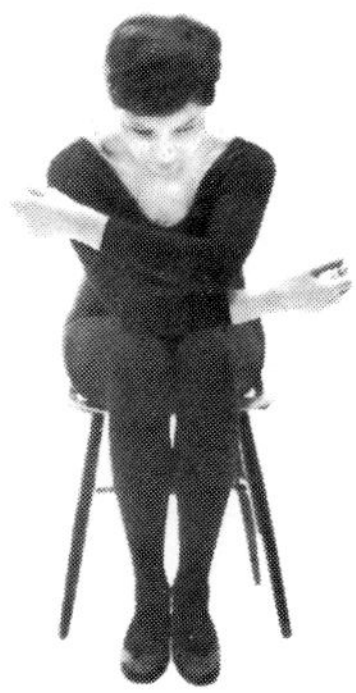

8b

9

Gerade sitzen, Arme hängen lassen. Arm intensiv drehen – Daumen zeigt nach innen – Daumen zeigt nach außen.

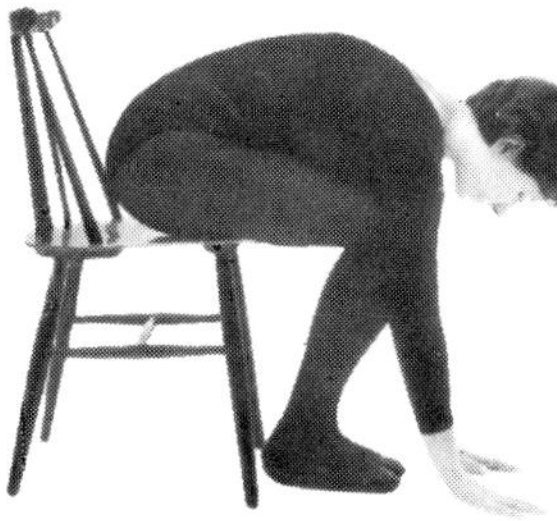

10

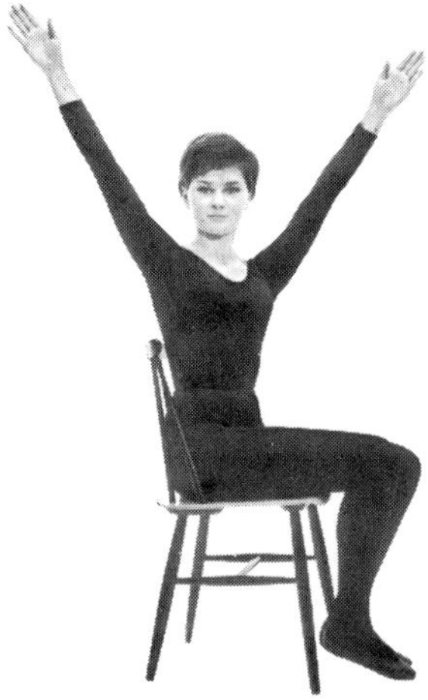

10a

Tiefes Rumpfbeugen nach vorn (Hände berühren den Boden). Aufrichten mit Heben der gestreckten Arme über den Kopf und gleichzeitigem Rumpfdrehen nach links – wieder tiefes Rumpfbeugen – Aufrichten (wie vorher), aber Rumpfdrehen nach rechts.
3mal nach rechts und links.

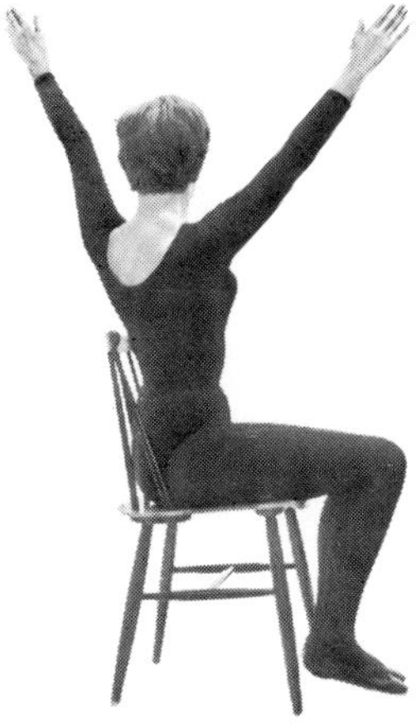

10b

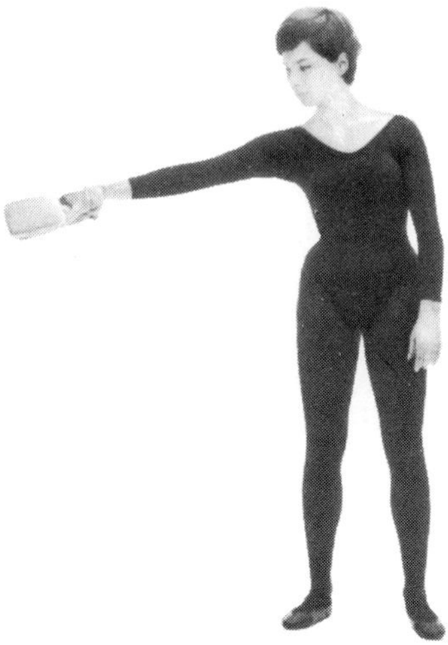

11

Am Arm lassen sich Bewegungen «unter Zug» gut mittels eines Sandsäckchens von $1^1/_2$ bis 5 kg ausführen, das mit einem Band um das Handgelenk geschlungen wird. Es wird dadurch vermieden, daß die Spannung der haltenden Finger eine Spannungsübertragung auf die Armmuskeln auslöst.

11a

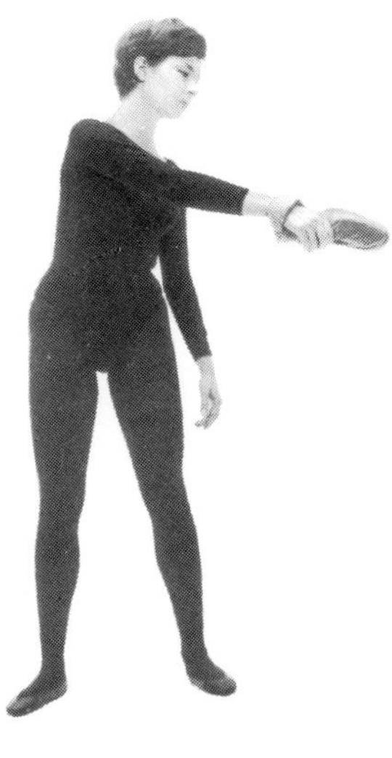

Im Stehen mit leicht vorgeneigtem Rumpf den Arm mit Sandsack vor dem Oberkörper pendeln lassen. Die Größe des Pendelschwunges ist durch die Schmerzgrenze gegeben.
10–12 Schwünge nach rechts und links.

Dasselbe halbschräg vor dem Körper.

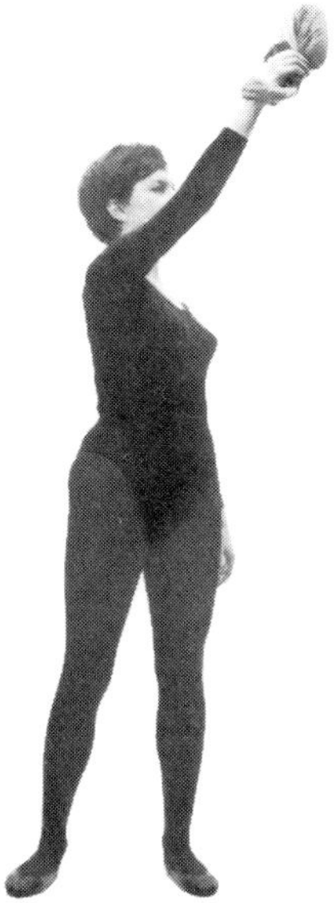

12

Dasselbe seitlich neben dem Körper. Mit Besserung der Beweglichkeit die Zahl der Schwünge und deren Höhe vergrößern, schließlich den Schwung zum Kreis vollenden. Diesen ebenfalls vor dem Körper, dann halbschräg und dann seitlich neben dem Körper durchführen.

13

3mal die gesamten Muskeln des Schultergürtels mit aller Kraft für 3–4 sec. anspannen. (Muskelmantelspannung) Lockerlassen. 2mal wiederholen.

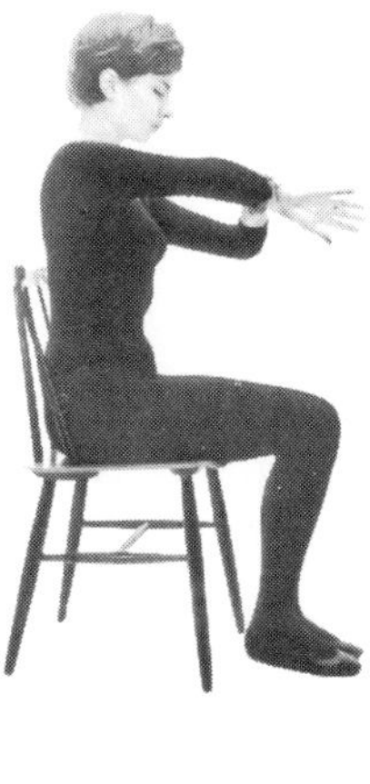

14

Den rechtwinklig gebeugten Arm mit der andern Hand halten – den Ellenbogen heben und senken. 8mal.

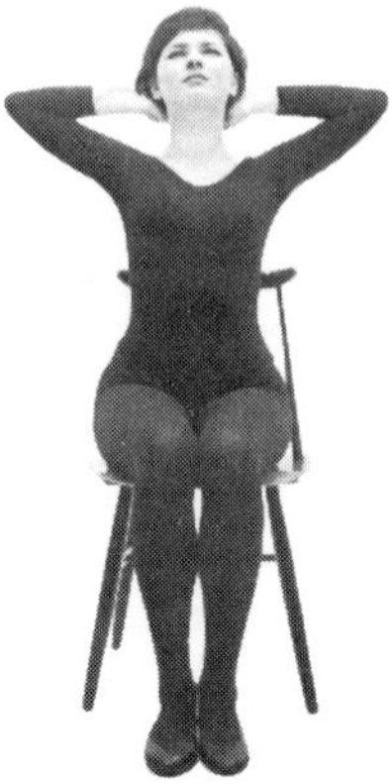

15

Hände hinter dem Kopf falten, Ellenbogen federnd zurückdrücken, 3mal nachfedern, dann Kopf und Schulterblätter durch Vorziehen der Ellenbogen herunterziehen.
3–5mal wiederholen.

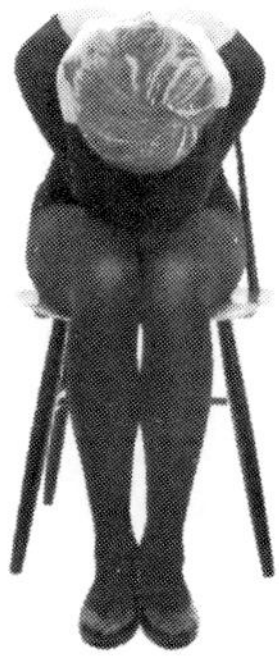

15a

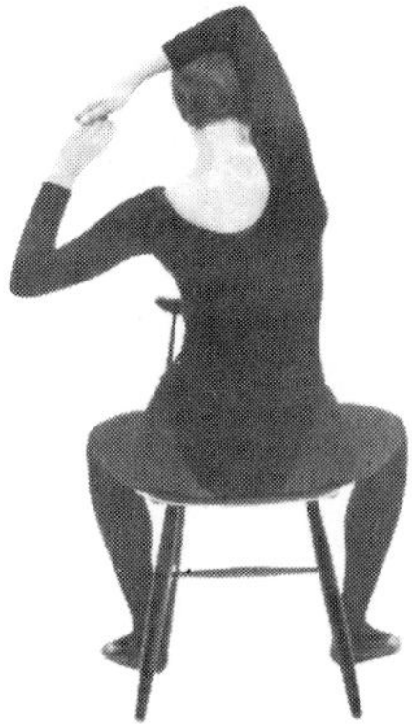

16

Hände hinter dem Kopf fassen. Mit rechter Hand den linken Arm nach rechts herüberziehen. 3mal nachfedern. 3–5mal wiederholen, dann nach der linken Seite.

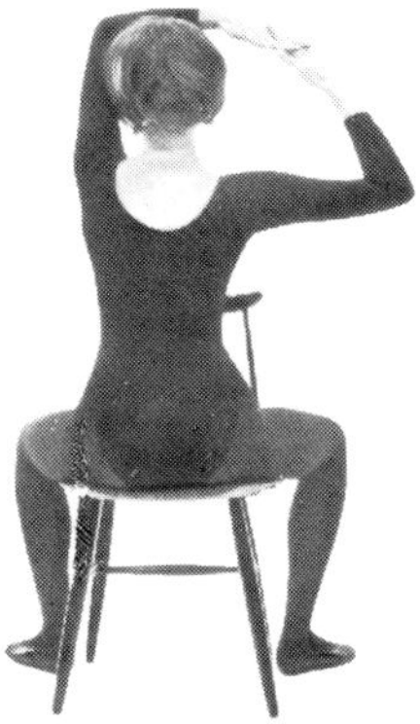

17

Dasselbe wie Übung 16, Hände jedoch über dem Kopf lassen.

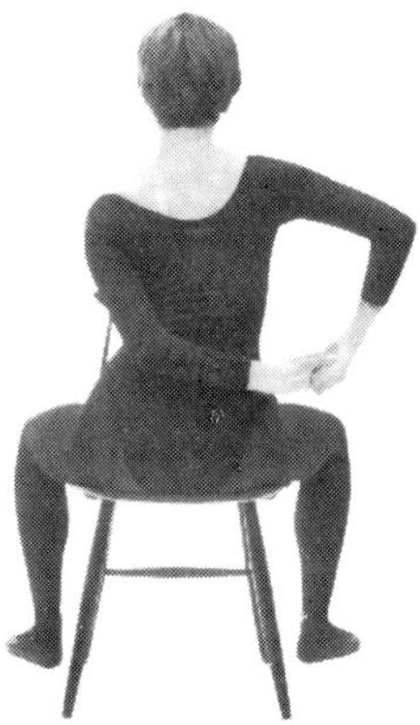

18

Dasselbe wie übung 16, Hände jedoch nach unten hinter dem Rücken fassen.

18a

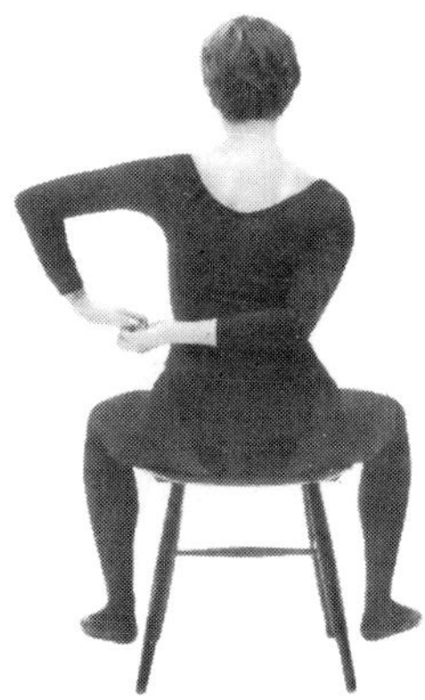

19

Hände hinter dem Rücken fassen und bei geradem Oberkörper und gestreckten Armen hinten hoch federn.

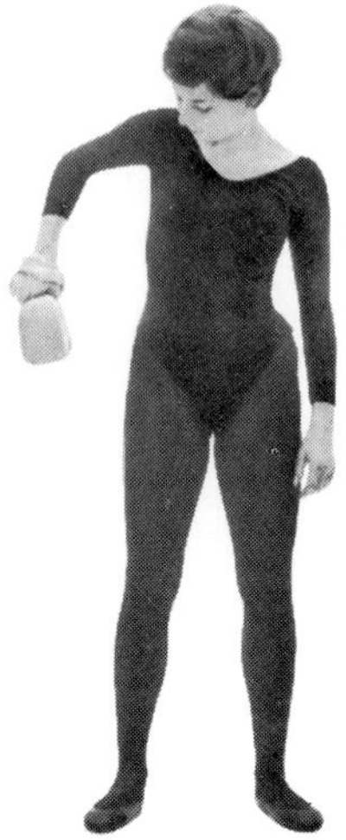

20

Ellenbogen
Sandsäckchen am Handgelenk befestigen und durch Ellenbogen-Beugung heben und langsam sinken lassen.
5–10mal rechts und links.

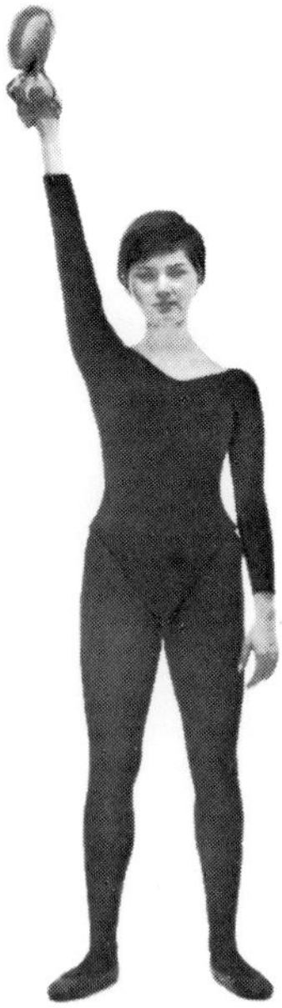

21

Sandsäckchen mit möglichster Streckung des Ellenbogens über den Kopf heben, dann Ellenbogen bei erhobenem Oberarm beugen und wieder strekken, anschließend Arm senken.
5mal rechts und links.

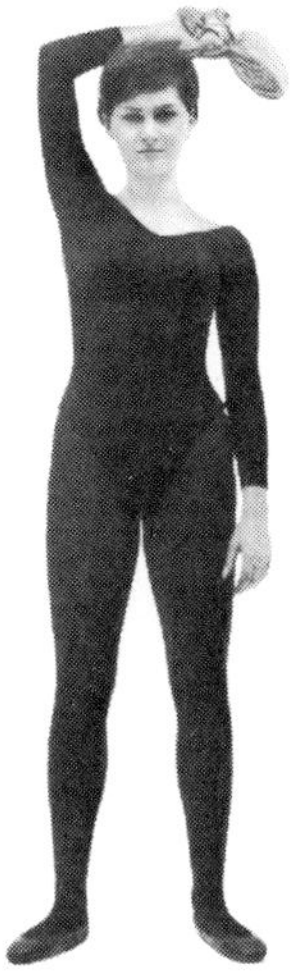

21a

22

3mal für 3–4 sec. alle Oberarmmuskeln anspannen (Muskelmantelspannung).

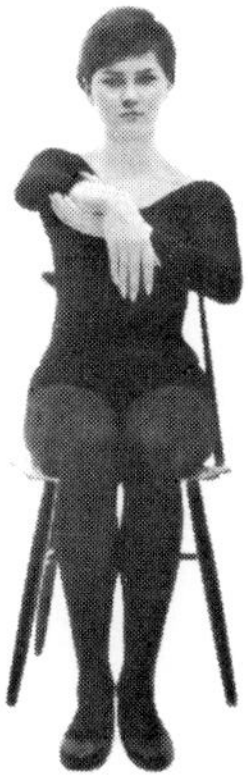

23

5–10mal Handkreisen, wobei die linke Hand den rechten Unterarm umgreift und umgekehrt.

24

Ellenbogen an den Körper drücken, Unterarme im rechten Winkel. 10mal im Wechsel Handflächen und Handrücken nach oben drehen.

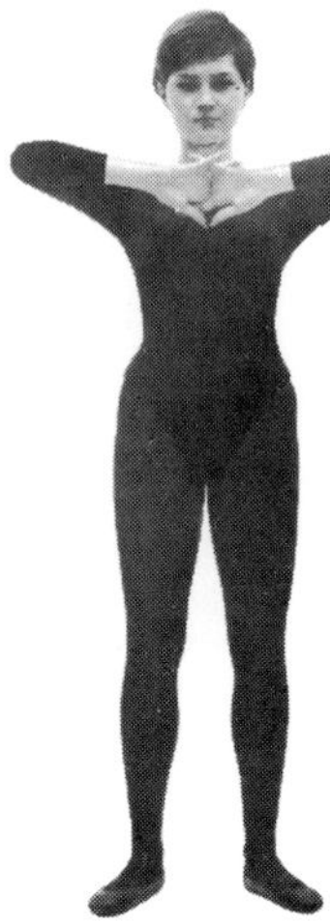

25

Hand und Unterarm
5–10mal die vor der Brust gefalteten Hände unter Drehung der Hände (Handflächen dem Körper abgekehrt) vorstoßen und zurückziehen.

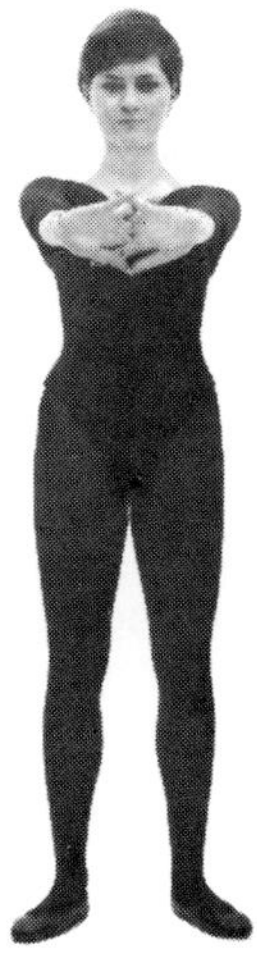

25a

26

Hände vor der Brust fest zusammendrücken – Gegenbewegung: Arme auseinanderzuziehen versuchen – Fingerspitzen hakeln fest ineinander.

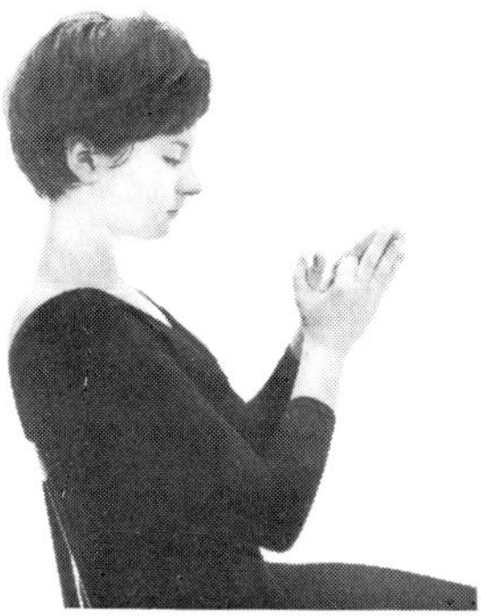

27

Handinnenflächen aneinanderlegen. Rechten 2. Finger einschlagen und mit der linken Handfläche mehrfach nachfedernd krümmen. Dasselbe für alle vier Finger beider Hände.

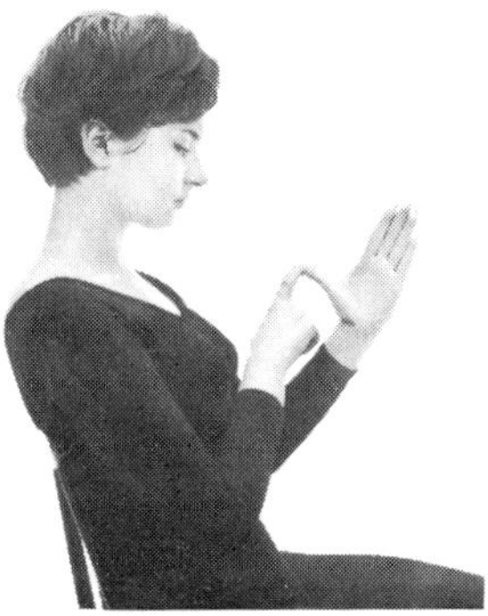

28

Daumen abspreizen und mit Zeigefinger der anderen Hand dehnend weiter zurückziehen, dann Daumen gegen den Widerstand des Zeigefingers einschlagen. Je 5–10mal rechts und links.

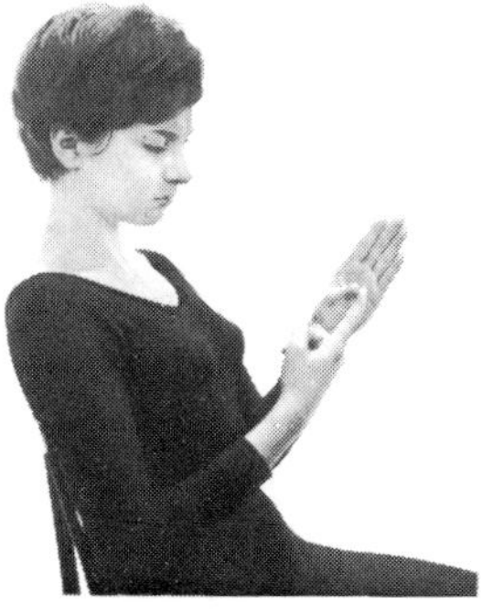

28a

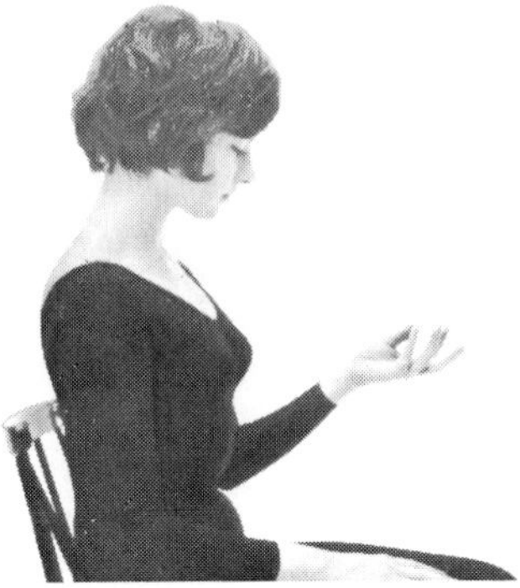

29

Daumen zum kleinen Finger führen und Hand spreizen im Wechsel. 5–10mal.

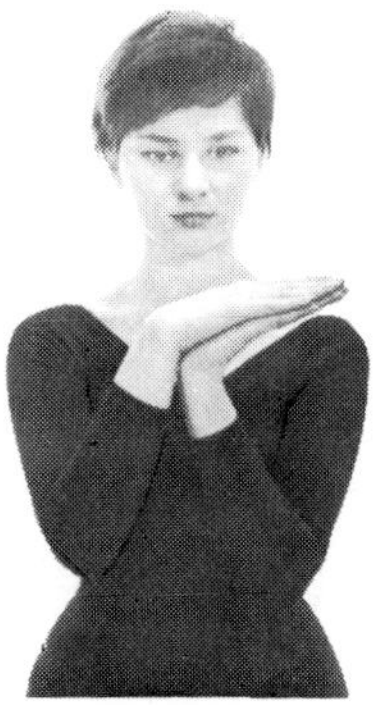

30

Handinnenflächen gegeneinanderlegen. 5–10mal mit der rechten Hand die linke zurückbiegen und umgekehrt.

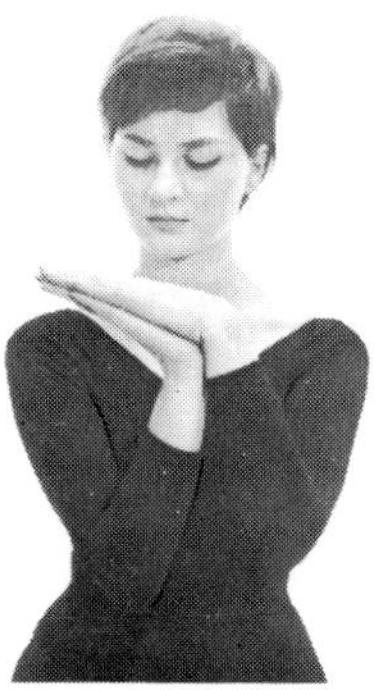

30a

31

Für 3–4 sec. kräftig eine Faust machen unter Anspannung aller Unterarmmuskeln. Locker lassen. 4mal mit jeder Hand wiederholen.

32 Beide Hände spreizen – Faustschluß. 10mal.

33 Mit den Fingerspitzen das Handgelenk zu erreichen versuchen – auf der Handfläche mit den Fingerspitzen hochrutschen bis die Grundgelenke gestreckt sind und zurück zum Handgelenk. 5mal mit jeder Hand.

34 Gestreckte Finger spreizen und wieder zusammenführen. 10mal.

35 Hand und Finger gut strecken. Daumen so weit als möglich abspreizen und in weitem Bogen zur Kleinfingerseite führen – und wieder zurück. 5mal mit jeder Hand. Danach die Hände ausschütteln wie Nr. 3 Seite 52.

V. Hüft-, Knie-, Fuß- und Zehengelenke

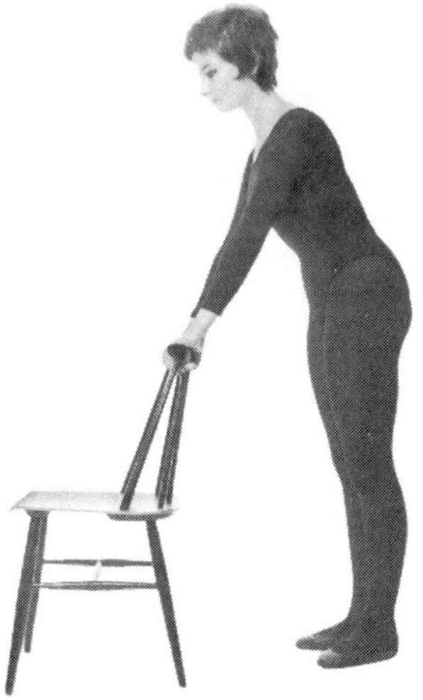

1

Hüft- und Kniegelenk leicht anbeugen, dann Bein locker fallen lassen. Aus der schlenkernden Gegenbewegung kommt es zu einer leichten Beugebewegung, die zu einer neuen leichten Beugung in Hüfte und Knie ausgenutzt wird. So entsteht ein schlenkerndes Beuge- und Streckspiel, das 10mal hintereinander rechts und links wiederholt wird.
Das Gefühl bei dieser Schlenkerbewegung ist mit der lockeren Bewegung beim Stepptanz oder ähnlichen modernen Tänzen zu vergleichen.

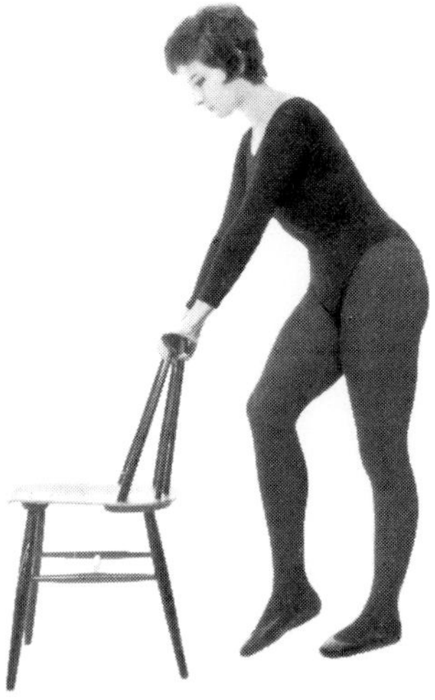

2

Ähnlich wie Übung 1 – aber beim «Fallenlassen» einmal nach vorn – als wollte man den Schuh nach vorn wegfliegen lassen – einmal nach unten, nach hinten, nach unten – nach vorn schlenkern. 5mal mit jedem Bein.

2a

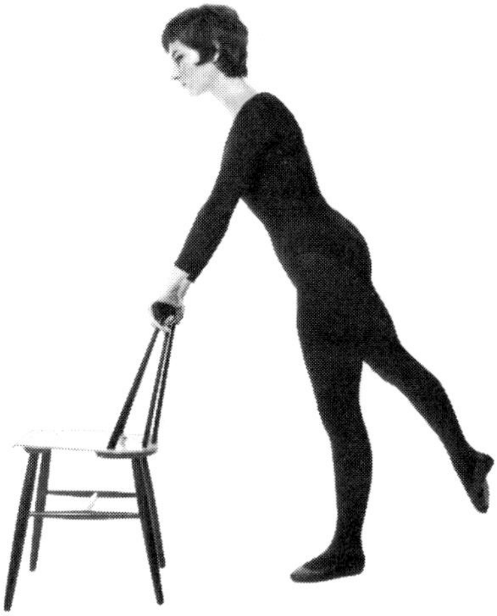

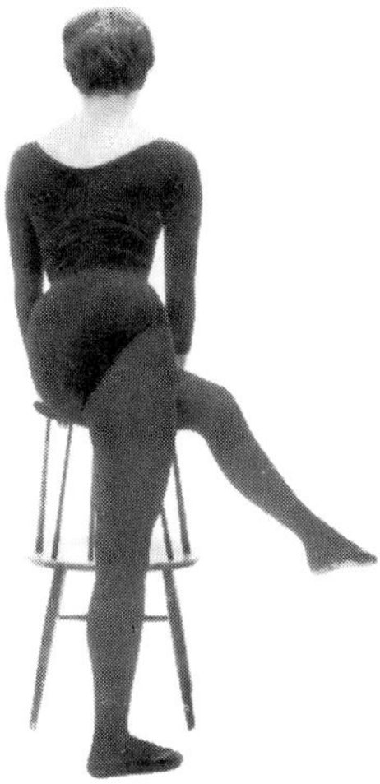

3

Hüfte und Knie leicht anbeugen, Bein fallen lassen (wie Übung 1 und 2), jedoch dabei dieses nach innen – das Standbein kreuzend – schwingen, mit der nächsten Bewegung nach unten, mit der dritten nach außen usw.

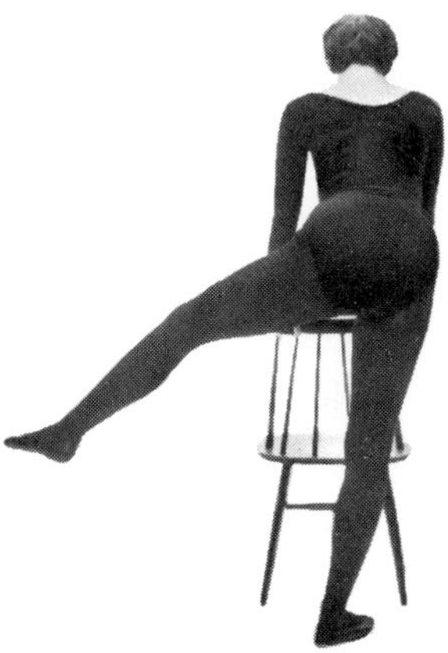

3a

Der Vierer-Rhythmus «innen, mitte, außen, mitte, innen, usw.» wird jeweils 6mal mit dem rechten und linken Bein wiederholt.

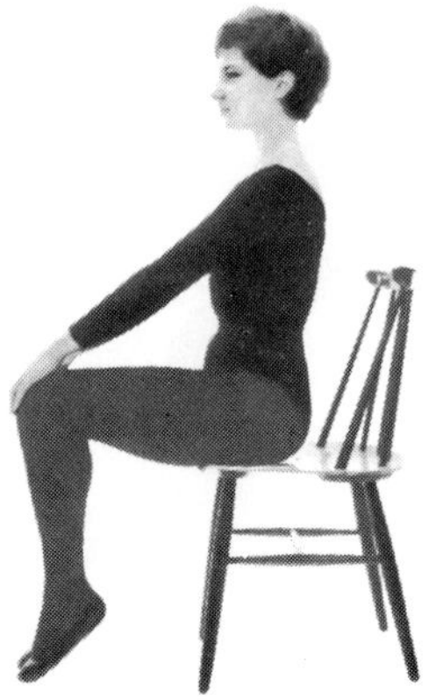

4

Hohlkreuz und Lendenbuckel in weichem, zügigem Wechsel. Die Bewegung soll klein sein (2 cm nach vorne, 2 cm nach hinten durchbiegen). Kopf und Schultern bleiben ganz unbewegt – nur das Becken wird gekippt und wieder aufgerichtet. (Es schaukelt vor und zurück und bewegt so die Lendenwirbelsäule in der Kreuzgegend.) Diese Bewegung ist besonders wichtig und kann vom Patienten immer wieder eingeschaltet werden. Anfänglich nicht mehr als 10mal.

5

Ganz auf die rechte Seite des Stuhls rutschen. Rechtes Bein nach hinten ausstrecken – anziehen – weit nach vorne strecken. 6mal, dann Seitenwechsel.

6

Knie beugen bis Ferse das Gesäß berührt (soweit möglich). Unterschenkel locker fallen lassen, rechts und links je 6–8mal.

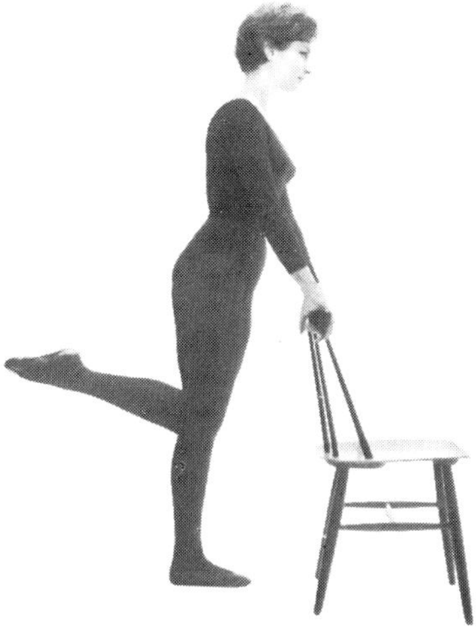

6a

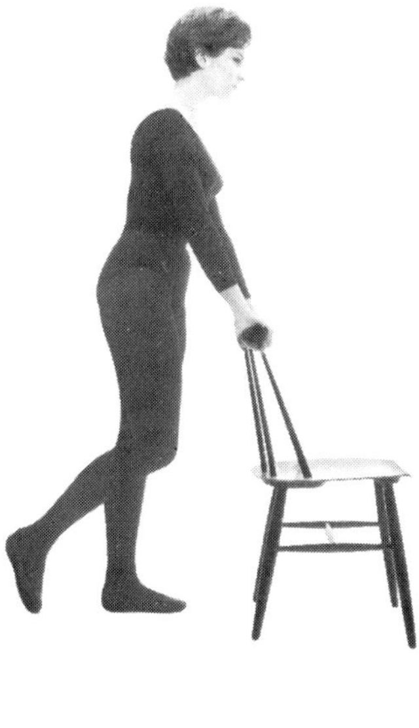

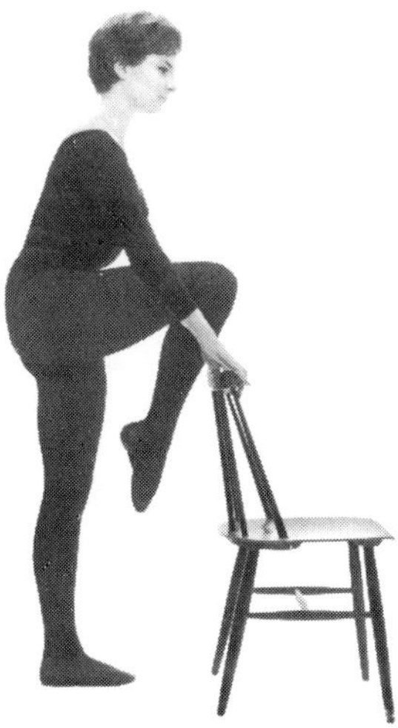

7

Knie bis nahe an die Brust hochziehen. Bein locker fallen lassen.
Rechts und links je 6mal.

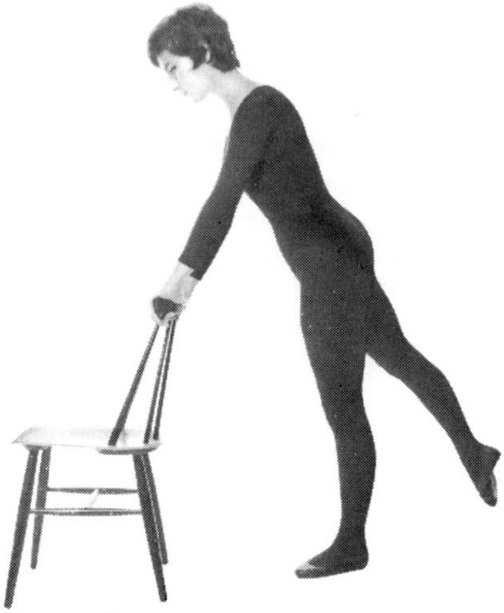

8

Lockeres Vor- und Rückschwingen des Beines in der Hüfte. Darauf achten, daß das Bein beim Rückschwung gestreckt bleibt.

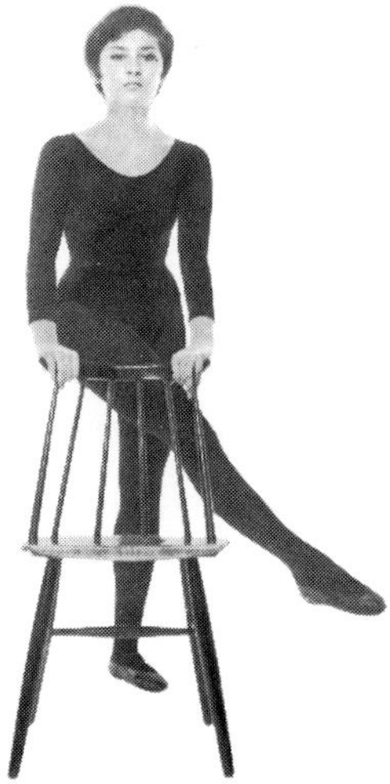

9

10mal Schwingen des rechten Beines nach außen und innen (vor dem Standbein kreuzend) so hoch, wie es ohne zerrendes Gefühl möglich ist.

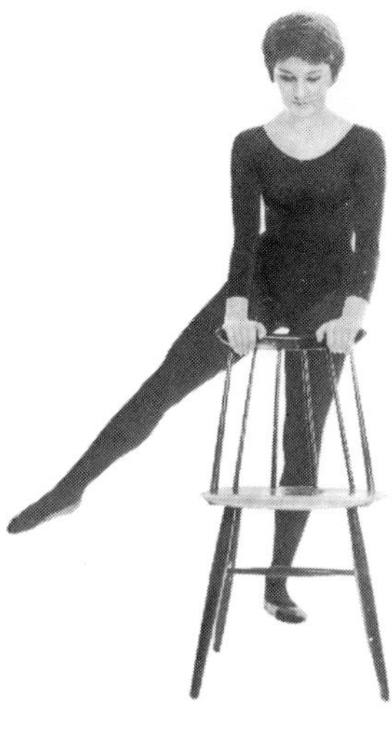

9a

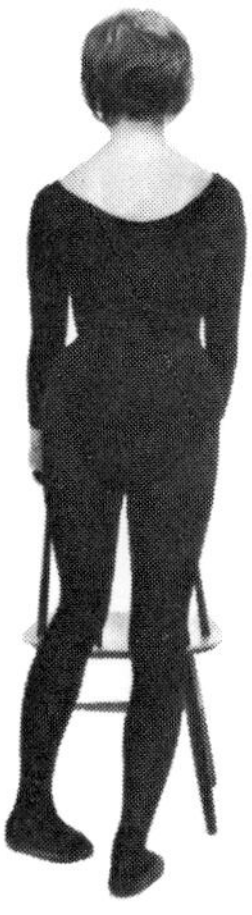

10

Wie Übung 1 beginnen, jedoch mit Drehung in der Hüfte. «Fuß einwärts, mitte, auswärts, mitte, einwärts usw.» Vierer-Rhythmus 6mal rechts und links wiederholen.

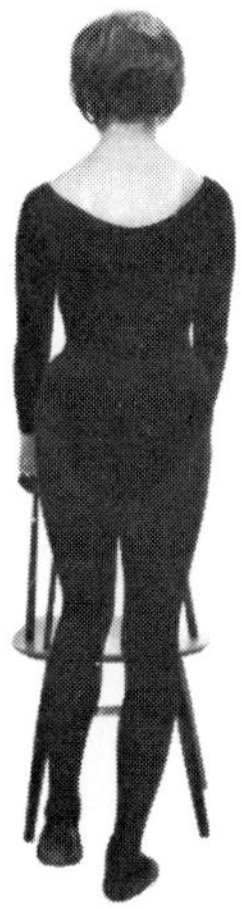

10a

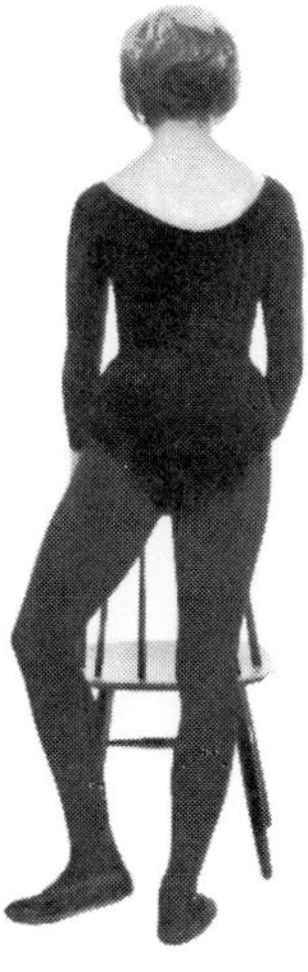

10b

11

Seitlage auf einem Teppich oder im Bett
Hüfte und Knie leicht anbeugen (nur bis zur Schmerzgrenze), dann strecken.
5mal rechts und links.

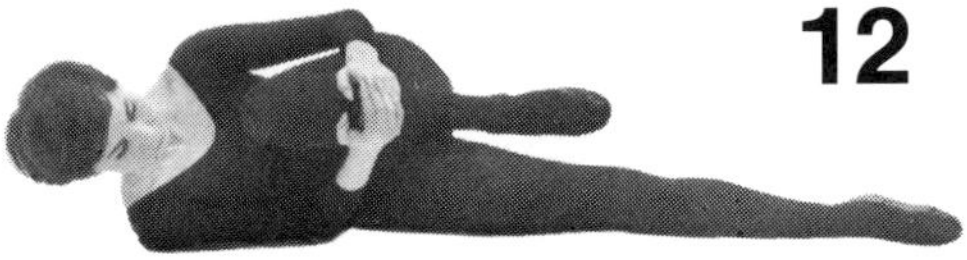

12

Hüfte und Knie anbeugen. Mit gefalteten Händen Knie an den Rumpf heranziehen (Schmerzgrenze aufsuchen), Hüfte gegen den Widerstand der Hände strecken (der Länge der Arme entsprechend), erneut heranziehen, dann Hände lösen, Hüfte und Knie strecken.
5mal beiderseits.

12a

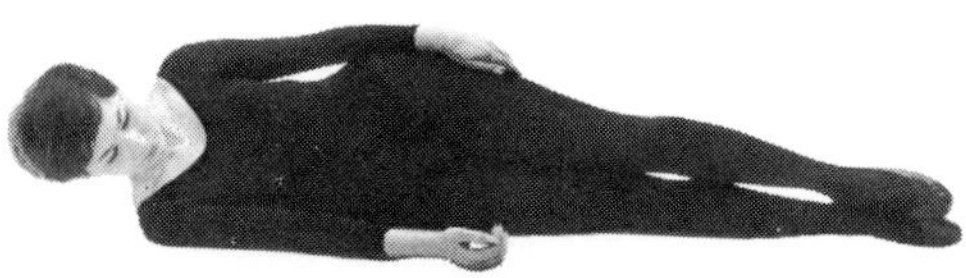

13

Bein im Hüftgelenk drehen, so daß bei leicht gebeugtem Hüft- und Kniegelenk abwechselnd Kniescheibe und Zehen einerseits und Ferse andererseits oben sind.
Jedes Bein 5mal.

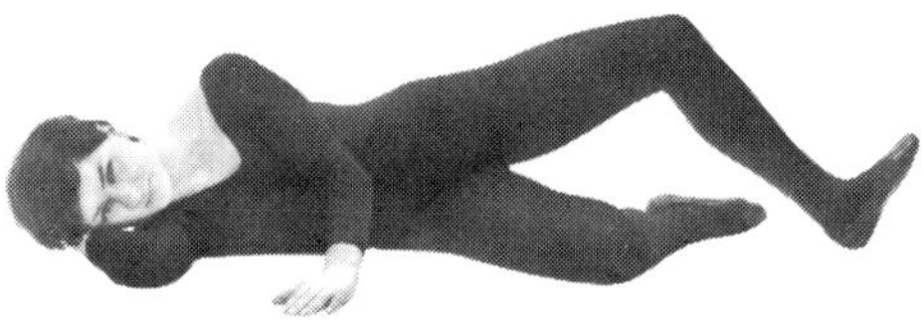

13a

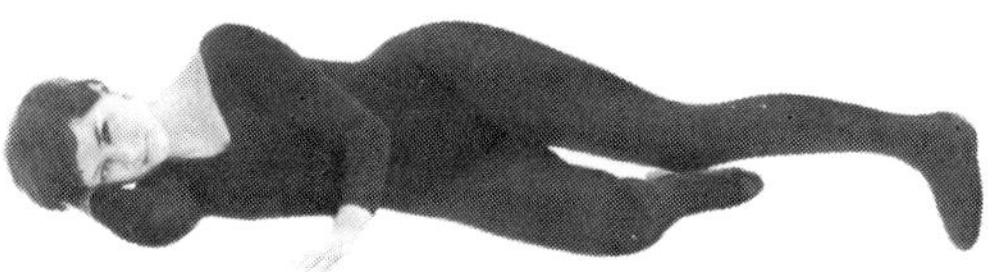

13b

Unteres Bein fast strecken – oberes anbeugen und abwechselnd mal mit dem Knie, mal mit der Ferse vor dem liegenden Bein auf den Boden zu tippen versuchen. 4mal. Seitenwechsel.

14

Rückenlage

Beide Füße aufstellen und 5mal Gesäß vom Boden abheben und wieder zurück.

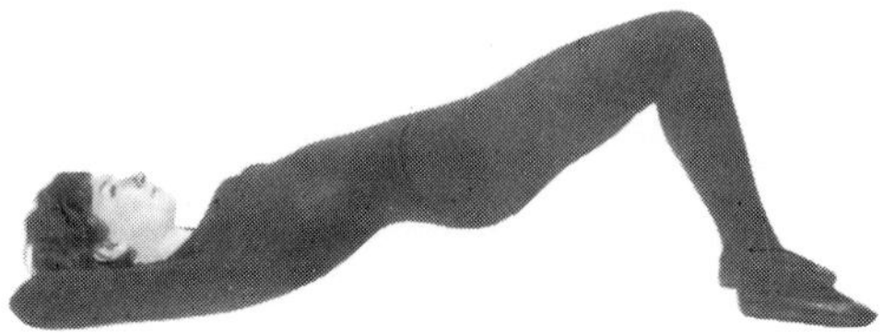

14a

Für ca. 3–4 sec. alle Hüft- und Beinmuskeln maximal anspannen (Muskelmantelspannung). Lockerlassen. 3mal wiederholen.

15

Fuß bei gestrecktem Bein auf bereitgestellten Polsterstuhl heben. Mittels Drehung im Hüftgelenk einmal Ferse und einmal Zehen auflegen.
3mal rechts und links.

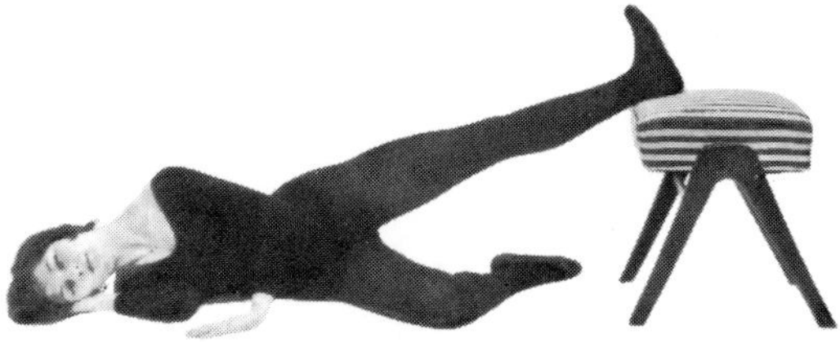

15a

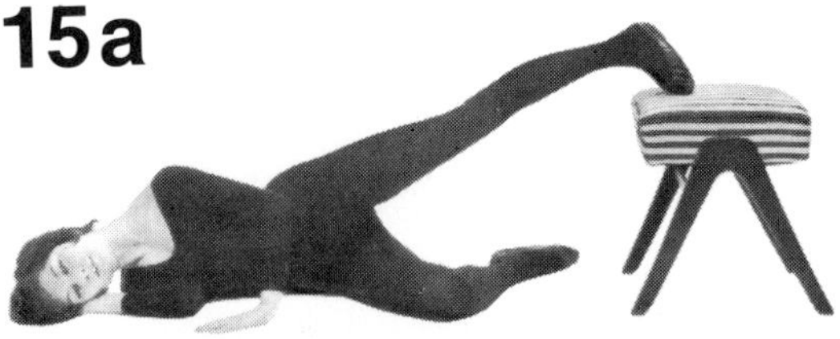

16

In Rückenlage ein Bein auf den Hocker legen und den Oberkörper leicht anheben. Für 3 sec. oben bleiben – weiteratmen! Ablegen und nach kleiner Ruhepause 2mal wiederholen.

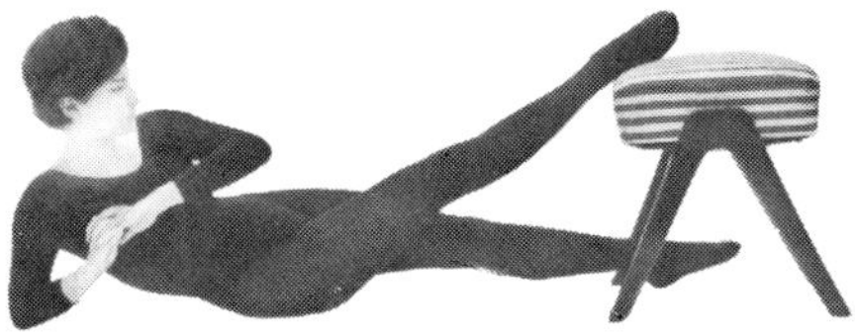

16a

In Seitenlage oberes Bein abheben und einige Sek. oben halten – locker ablegen. 3mal wiederholen, Seitenwechsel.
Variante 1: Bein abheben und sehr langsam vor und zurück führen.
Variante 2: Wie eben, aber das Bein locker schwingend vor- und zurückführen.

17

Bauchlage
Beide Füße bei gebeugtem Knie auf Stuhlkante legen, dann das Knie des einen Beines durchstrecken und wieder zurück.
5mal rechts und links.

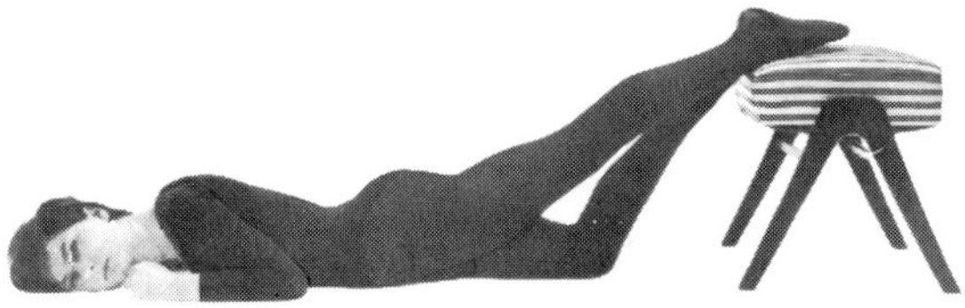

18

Wieder beide Füße auf Stuhlkante auflegen, dann Knie beugen, gegebenenfalls mit der Hand stärker beugen und wieder zurück.
5mal rechts und links.

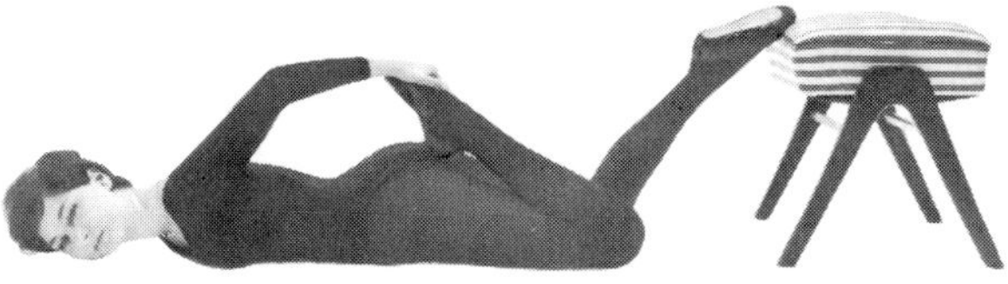

19

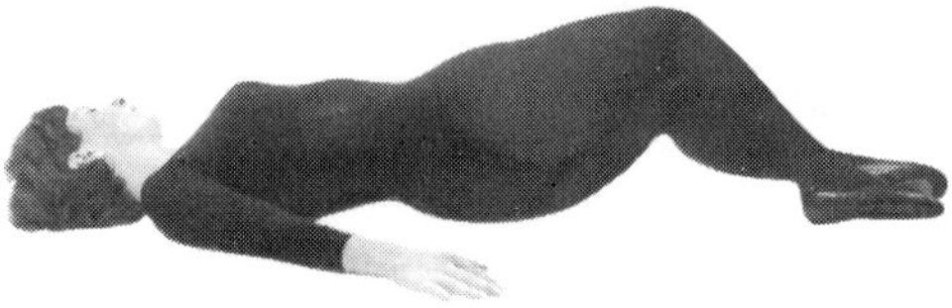

Beide Füße aufstellen und 5mal beide Knie seitlich herunterdrücken, wieder hochziehen und zur anderen Seite herunterdrücken.

19a

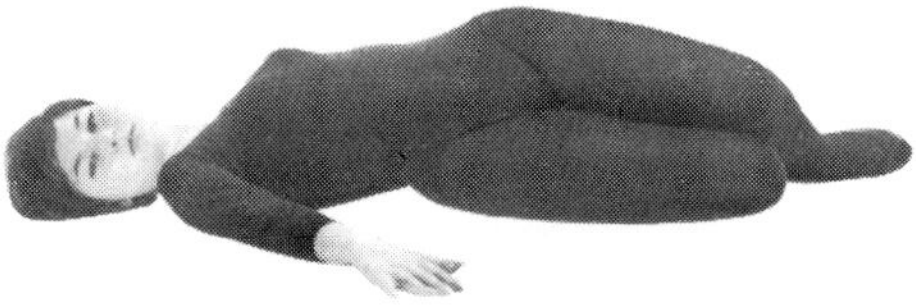

19b

3mal für 3–4 sec. die gesamten Beinmuskeln mit aller Kraft anspannen. (Muskelanspannung)

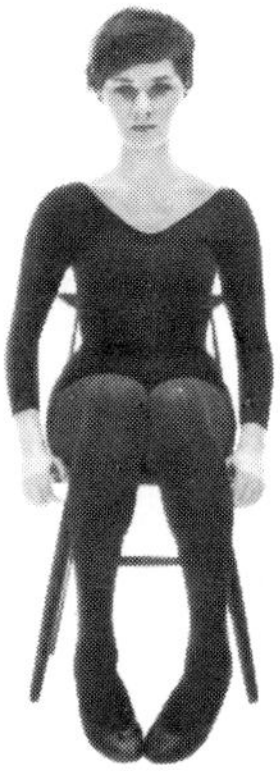

20

Füße
Im Sitzen. (Füße nebeneinander)
5mal Fersen heben, seitwärts abstellen, zurück.

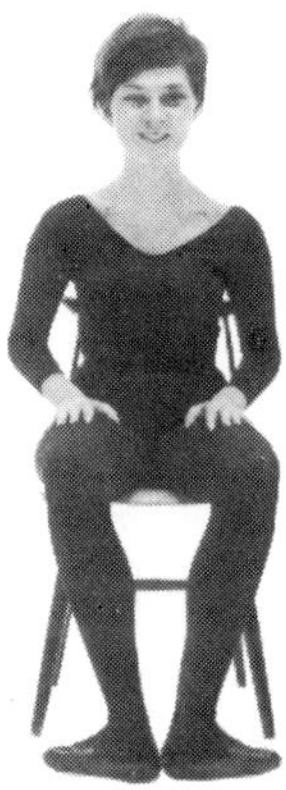

20a

5mal Fußspitzen heben, seitwärts abstellen, zurück.

21

Beide Übungen verbinden! Mit beiden Füßen – unter wechselndem Heben und nach außen abstellen von Fersen und Zehen – nach außen wandern und wieder zurück. 3–4mal mit intensiver Fußarbeit.

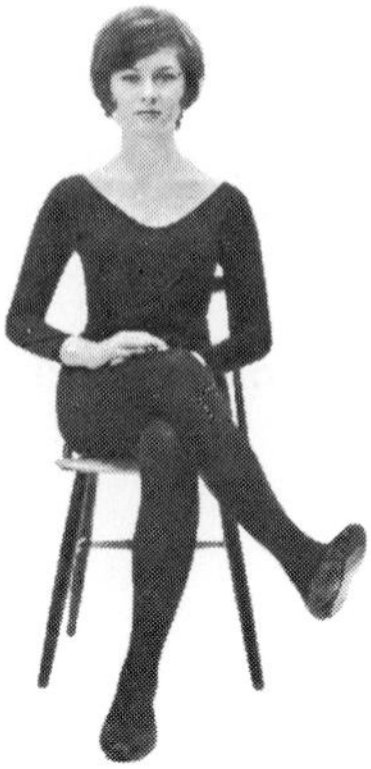

22

Bei übergeschlagenem Bein großen Fußkreis nach innen und außen.
5mal rechts und links.

22a

Bei übergeschlagenem Bein Unterschenkel strecken und wieder locker fallen lassen.

22b

Wie eben, aber – Unterschenkel strecken und Fußspitzen kräftig anziehen – lockerlassen, jedes Bein 4mal.

23

Zehenkrallen und Fußinnenrand hochziehen. Hacken, Fußaußenrand und großer Zeh bleiben am Boden.
5mal mit jedem Fuß.

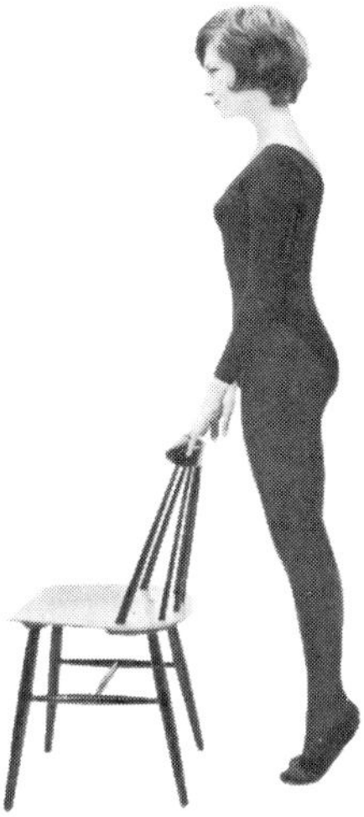

24

Im Stehen abgestützt (Stuhl oder Tisch)
5mal in Zehenstand (Ballenstand) heben und zurück.

25

Bei gespreizten Beinen das eine Bein auf Zehen (Ballen) heben und das Gewicht nach der anderen Seite verlagern, wobei das belastete Knie leicht gebeugt wird. Im Wechsel 10mal hin und her.

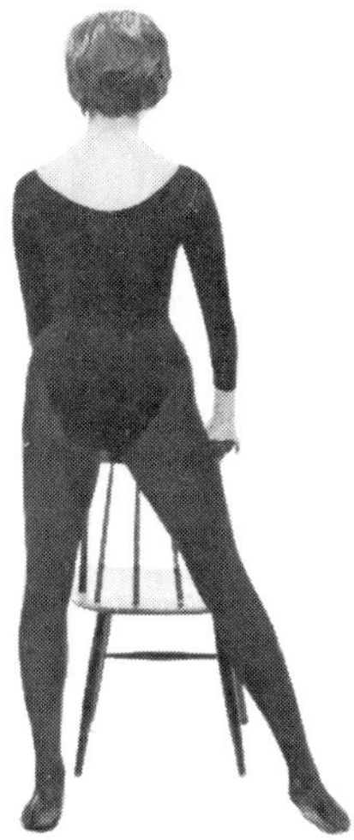

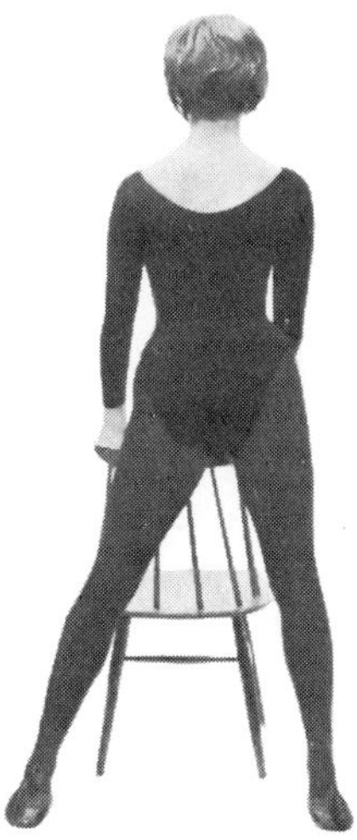

25a

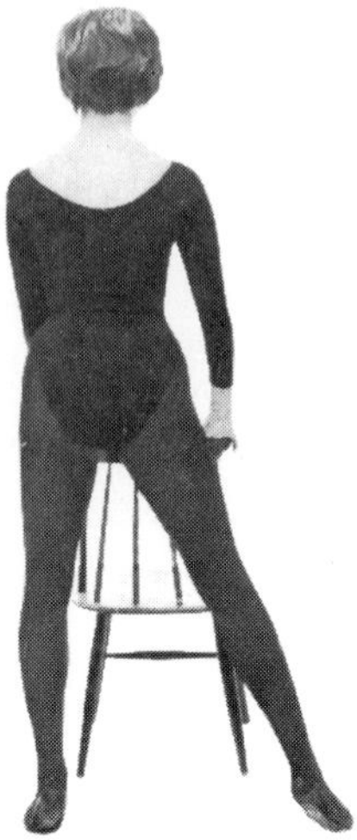

26

Dieselbe Übung wie vorher, jedoch mit leichtem Sprung von rechts und links und umgekehrt. 10mal.

27

Fuß auf Stuhl oder Hocker stellen. Das Knie intensiv nach innen und außen führen (Hüftdrehung) 6mal.

28

Fuß auf den Stuhl stellen und zurück. 10mal rasch und leicht mit jedem Fuß. Variante: Rechten und linken Fuß im Wechsel auf den Stuhl stellen.

29

An der Stuhllehne festhalten in die Kniebeuge gehen und hoch kommen. Anzahl und Schnelligkeit langsam steigern.

Variante: Erst in den Zehenstand, dann mit geradem Rükken aus dem Zehenstand in die Kniebeuge.